인턴과 레지던트를 위한

병원에서 살아남는 법

저자 : Naoki Masaoka

감역 : 아주대학교 의과대학 가정의학교실

도서출판 메디안북

인턴, 레지던트가 하는 일

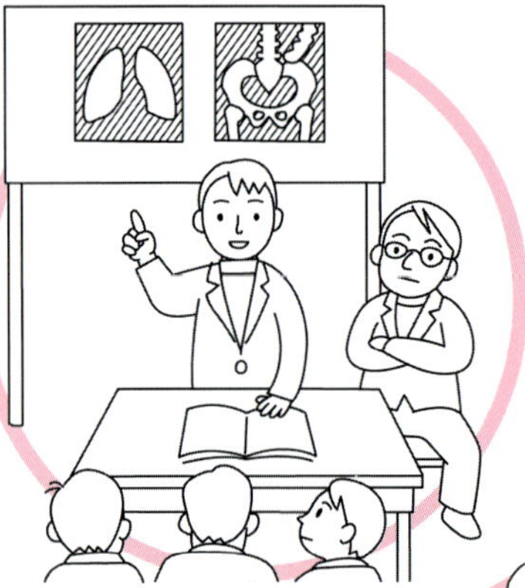

컨퍼런스(회의)

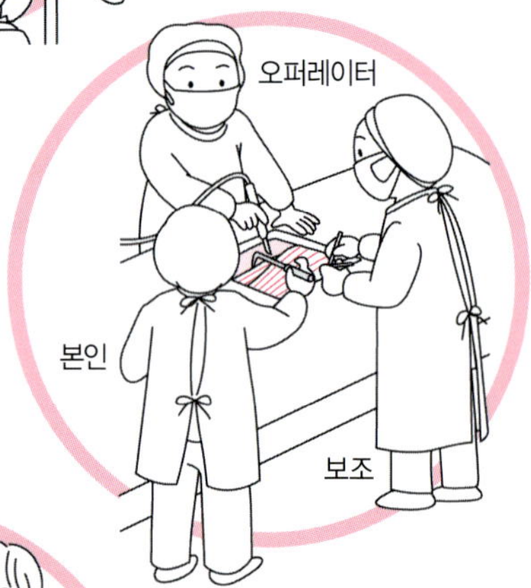

수술보조

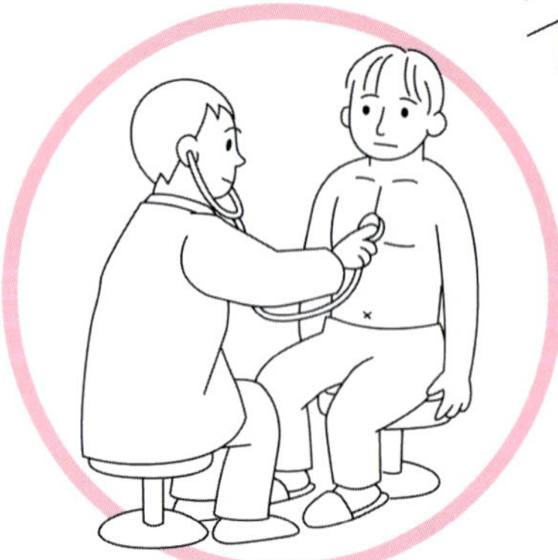

진찰

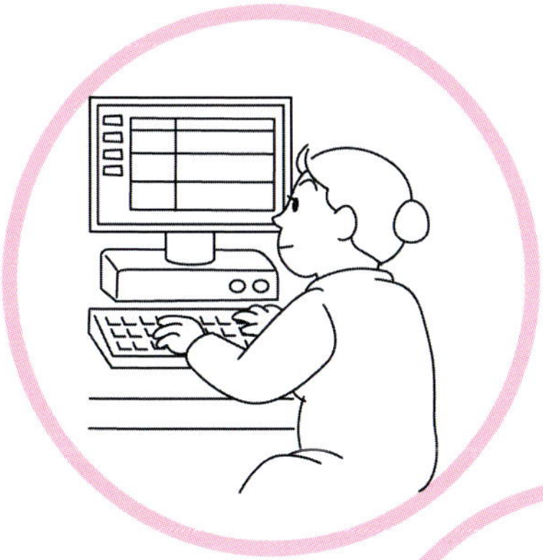

처방, 지시내림

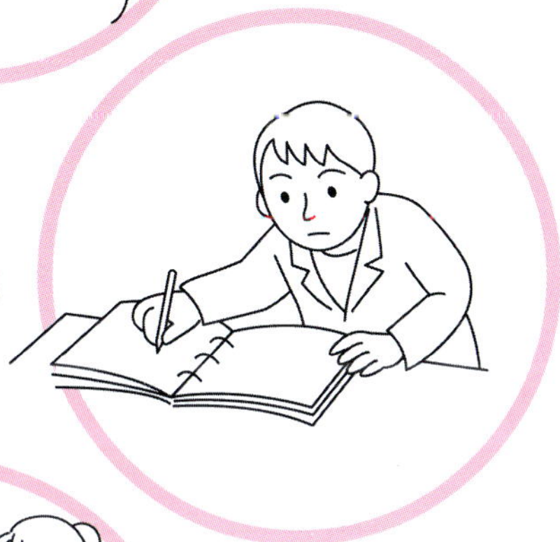

진료기록지 작성

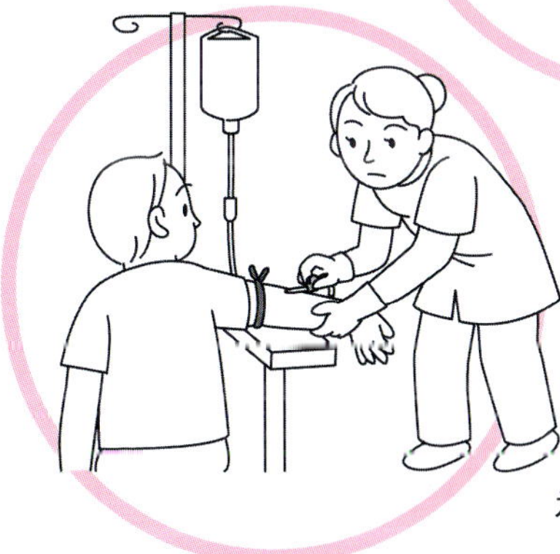

채혈, Ⅳline 잡기

- 본인이 직접 일을 찾아서 합니다
- 회진을 돌 때에는, 가장 위중한 환자부터 보도록 합니다.
- 입원환자가 들어오면, 먼저 얼굴을 보러 갑시다. 바로 치료와 처치가 필요하지 않은 경우는, 진료기록지 작성이나 지시를 내립니다.

인턴이 하는 일

- 병원에서 인턴이 하는 일은 생각보다 다양합니다. 인턴의 잡(Job, 의사들이 흔히 쓰는 말로 원래 영어 원 뜻은 직업을 의미하지만, 대개 의사들은 병원에서 해야 하는 업무 또는 일을 지칭하는 의미로 사용합니다)은 병원마다 다소의 차이가 있을 수 있습니다. 그래서 최근에는 실제로 인턴을 지원할 때 해당 지원병원의 loading(병원일의 강도와 종류)를 고려하여, 지원하는 인턴선생님들도 많습니다. 열악한 의료계 현실(뼈빠지게 고생하고, 돈 못벌고, 욕까지 처먹는..)을 고려할 때, 이러한 세태를 비판만 할 수는 없습니다. 하지만 단순히 일의 loading만으로 병원을 지원한다면 나중에 후회할 수도 있습니다. 예를 들면, 일은 편하지만 병원규모가 너무 작아서 나중에 내가 원하는 과의 T/O(정원)가 없어서 지원을 하지 못하거나, 또는 정원이 있더라도 이미 낙하산으로 지원조차 할 수 없는 경우는 얼마나 답답하겠습니까... 따라서 의대생 여러분들은 나중에 병원을 지원할 때 단순히 그 병원의 loading만으로 병원을 선택하는 잘못을 범하지 않길 부탁드립니다.
- 앞에서 말했듯이 인턴이 하는 일은 다양하고 병원마다 다소의 차이는 있습니다. 일반적으로 인턴은 각 과를 스케줄에 따라 돌게 되며(대개는 1~2달 기간으로), 이때 각 과에서 인턴선생님에게 해당되는 업무를 주어지게 됩니다. 본 역서의 그림과 같은 업무[(컨퍼런스 준비 및 참석, 수술보조, 진찰 및 오더, 진료기록 작성, Sampling(채혈), IV line(정맥관 거치)]를 하는 경우가 주로 많겠지만, 경우에 따라서는 잡일(복사, 심부름 등)같은 의사 업무가 아닌 것 같은 일을 하게 되는 경우도 있습니다. 이때 중요한 점은 '아, 내가 의사인데 이런 걸 해야 돼?'라는 부정적인 생각보다는 '그래, 비록 이런 일은 의사업무는 아니지만, 그래도 윗사람에 대한 예의라고 생각하고 열심히 해야지' 이런 태도를 견지하는 것이 비단 인턴 근무점수뿐만 아니라 향후 의사생활에 도움이 되리라 생각됩니다.

레지던트가 하는 일

- 레지던트가 하는 일은 본인이 선택한 전공에 따라 다소의 변화가 있지만, 크게 봐서는 스태프 선생님과 상급년차의 지시를 준수하면서 본인의 진료경험과 술기를 익혀나가는게 큰 틀이며, 이러한 상황에서 본 역서의 그림같은 업무와 함께 경우에 따라서는 역시 인턴 선생님과 마찬가지로 소위 '잡일'이라고 말하는 일도 할 수가 있습니다.
- 여기서도 누차 강조하고 싶은 것은 지금 당장의 loading이나 향후의 pay에만 신경써서 전공을 선택하는 우(憂, 잘못)를 범하지 마시고 정말 자기의 적성에 맞고 평생 전념할 수 있는 전공의 선택하는 것이 좋겠습니다.
- 또 중요한 것은 설사 선택한 과가 분위기나 더럽고, 윗년차가 갈군다고(?) 해서 극단적인 선택(병원을 나와버리는 것 등)을 하지는 마시고, 특히 1년차때 이런 경우가 많습니다. 이 경우 정말 계속 병원을 나왔다 들어갔다 등 미아가 되는 경우가 왕왕 있습니다. 1년만 참자라는 마인드로 병원 생활을 하시면 나도 모르게 이러한 문제들이 해결되는 경우가 많습니다. 따라서 적성에 맞지 않는 점 말고 단순히 분위기나 인간관계로 극단적인 선택은 꼭 하지 마시길 두번, 세번 강조해드립니다.

머리말

일본대학의학부 부속병원에는 초기임상 수련의를 위한 어드바이저 제도라는 것이 있다. 이제 막 의사로써 프로페셔널 커리어를 가지기 시작한 수련의가 수련의 생활을 수월하게 잘 보낼 수 있도록 지도의가 정신적인 서포트를 해주는 제도라고 생각한다.

본 책을 집필한 4명의 의사가 초기 수련의였던 때에, 나는 그들을 포함해 8명의 수련의들의 어드바이저 역할을 맡고 있었다. 때때로 그들과 회식도 하고, 수련 상황등에 대해 이야기를 나누면서, 2년간의 귀중한 경험을 뭔가 기록으로 남겨보면 어떨까 하는 생각으로 시작해 이 책이 완성됐다.

2001년에 제정된 의학교육 모델·코아·커리큘럼이나, 2005년부터 실시 된 수련의 각과 로테이션 필수 연수등 새로운 제도가 시작되고, 수련의들을 위한 각종안내서, 매뉴얼이 범람하고 있는 것이 사실이지만, 이 책은 당초의 목적대로 그것들과는 확연히 구분되는 책이라고 자부한다.

여기에 게시된 내용은 수련의 본인들이 직접 현장에서 얻은 지식이다. 교과서에도 나와있지 않은 선배, 간호사들로부터 직접 배우고, 메모하며, 몸으로 터득한 실제적인 내용을 중심으로 되어 있다.

감수하면서, 내가 의학부 졸업후 처음으로 임상현장에 보내졌을 때의 일이 생각나 그리워졌다.

그 당시에, 이러한 책이 있었다면 도움이 됐을텐데 라는 생각이 들었다. 본 책이 초기 수련의에게 필수 도서로써, 현장에서 도움이 되기를 기원한다.

마지막으로, 정신없이 바쁜 임상생활 틈틈이 시간내어 집필해 준 4명의 선생님에게 경의를 표하며, 본 책의 출판에 힘써주신 메디칼뷰사 이시다나오미 씨에게도 깊은 감사를 전한다.

2009년 7월

Naoki Masaoka

역자서문

모두들 꿈에 그리던 의사가 되었으니 먼저 축하 드립니다. 이제부터는 수련을 받는 의사로서 각자가 주어진 시간 동안 최대한 많은 경험을 함으로써 앞으로 전문의로 준비를 해야 합니다. 의학은 예로부터 선배들에게 물려 받는 교육 방법을 택하였기에 선배 전문의들의 가르침에 민감하게 반응해야 합니다.

그 동안 의사가 되는 과정은 학문의 과정이었다면 이제부터는 그 학문을 바탕으로 인술을 베풀어야 하는 과정을 습득해야 합니다. 이 과정에는 많은 변수들이 기다리고 있으며 날마다 다른 상황에 대처할 준비가 되어있어야 합니다. 이제부터 여러분들이 겪어야 할 일들은 의사와 환자와의 관계, 의사와 보호자와의 관계, 의사와 병원 내 다양한 의료인들과의 관계 속에서 대양한 변수가 생길 수 있습니다.

어떤 과를 선택하던 수련의의 기본은 효과적으로 배우고 보다 많은 사람들의 건강 문제를 접함으로써 다양한 상황에 알맞은 선배의사들의 대처방법들을 경험하여 나의 것으로 만드는데 있습니다. 의술과 인술은 시작부터 다릅니다. 좋은 의사는 질병을 치료하지만 훌륭한 의사는 사람을 고칩니다. 그렇게 되기 위해서는 짧은 시간에 효율적인 교육이 바탕이 되어야 합니다.

이번에 출판되는 역서는 비록 일본의 경우를 기초로 한 책이지만 우리나라에서의 수련의 경험을 추가 하여 인턴과 전공의 과정에서 흔하게 접할 수 있는 내용들로 구성되어 있습니다. 인턴과 전공의 들이 하는 기본적인 일부터 술기 방법, 의무 기록 방법들이 알기 쉽고 상세하게 서술 되어 있어서 어색한 병원생활에 큰 도움이 될 것입니다.

특히 일반적인 검사와 전문적인 영상의학 술기도 포함되어 응급 판단을 요하는 경우 도움이 되며 일반진단서부터 사망진단서에 이르기까지 수련기간 동안에 당황할 수 있는 부분들에 대해 세심한 기록 방법이 포함되어 있어 참고가 될 것입니다.

이제 막 시작하는 의사로서의 첫 발 걸음이 두렵고 힘들더라도 이 책으로 조금이나마 자신감을 갖고 편안하고 긍정적인 수련의의 길을 걷길 바랍니다.

아주대학교 의과대학 가정의학교실

교수 이득주

목 차

감수 및 번역 일람

◈ 감수 및 번역

아주대학교 의과대학 가정의학교실

◈ 대표 감역자

이득주 (아주대학교 의과대학 가정의학교실 교수, 건강증진센터 소장)

김광민 (아주대학교 의과대학 가정의학교실 주임교수 및 과장)

이승화 (아주대학교 의과대학 가정의학교실 조교수)

◈ 공동감역자

박샛별 (아주대학교 의과대학 가정의학교실 부교수)

김범택 (아주대학교 의과대학 가정의학교실 부교수)

주남석 (아주대학교 의과대학 가정의학교실 부교수)

조두연 (아주대학교 의과대학 가정의학교실 조교수)

김규남 (아주대학교 의과대학 가정의학교실 조교수)

박영규 (관동대학교 의과대학 가정의학교실 부교수)

1
병동의 업무

진료기록지 작성법 ①

기본적인 작성법

선배로부터의 조언

수련병원에 따라, 또 같은 병원이라도 과에 따라서 정해진 의무기록 형식이나 기록양식 용지가 따로 있는 경우도 있습니다. 그러한 것들이 있는 경우는 당연히 그 형식에 따르세요(로마에 가서는 로마법을 따라야죠!). 아래는 기본적인(일본의) 입원기록지 작성 예입니다.

● 입원기록지 작성의 예

〈주된 증상〉

복통, 토혈

〈현재까지의 병력〉

○○년 ○월 ○일부터 복통을 느낌. 그 후에도 복통은 계속됨. 특히 식사 후에 통증이 심해지는 경향이 있음. 또한, 복통을 느끼기 1개월 정도 전부터 일이 바빠 스트 레스를 심했고 식사도 하지 못하는 경우도 있었음. 변의 형태는 이전과 큰 차이가 없었으며, 색도 변하지 않았음. △△년 △월 △일 저녁식사 후 토혈을 하여, 구급차 요청. 본 병원에 응급실 도착하여 진료함. 진찰상 상부소화관 출혈이 의심되어 내시경검사, 지혈 등의 치료목적으로 당일 입원조치함.

〈과거 병력〉

□□년 □월 위염으로 약물치료

〈신체진찰소견〉

Level clear, BP 104/60mmHg, HR 96/분,
BT 36.2℃, SpO_2 99%(room air)
얼굴색불량, Conj. B: not icteric P: anemic

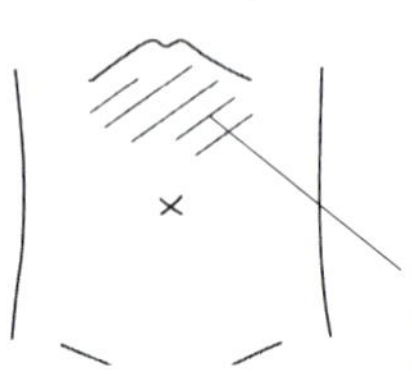

pain ⊕ defence ⊖
tenderness ⊖ Blumberg ⊖
b/s moderate

주된 증상(주증상; Chief complaint; C.C)

CC는 환자를 approach할때, 또 진단을 내리기 위한 기본 중의 기본이다!
원칙은 환자가 호소하는 증상을 되도록 그대로 쓰는 것이다.
(예: 환자의 표현이 "가슴이 우리우리하다"라면 우선은 이것을 있는 그대로 쓰는 것이 중요하다. 물론 나중에 진단을 위한 해석 시에는 Chest pain이나 Chest discomfort로 해석하더라도...)

"이것은 쓰지 않아도 되지 않을까?"와 같이 작은 부분(비특이적 증상, minor symptom)도 의외로 중요한 것일 때가 있다.

현재까지의 병력(현병력; Present illness; P.I.)

PI는 이번 증상의 발생과 진찰 입원에 이르기까지의 과정을 기록한다. 가능한 시각별로 알기 쉽도록 기재한다. 너무 길지 않으면서도 부족하지 않도록 잘 정리하는 것이 이상적(이라고는 하지만 어렵다…. ㅠㅠ)

과거 병력(과거력; Past history; PHx.)

지금까지 걸렸던 병, 상처, 수술을 했던 일이 있는지, 지병(고혈압, 당뇨병 등)이 있는 지 등을 기록한다. [과거력에는 이뿐만 아니라 현재 복용하고 있는 약제, 음주/흡연력, 직업, 가족 질환력, 가계도 등 다양한 소견 등을 묻고 기록할 수 있다. 이것은 전적으로 현재 환자의 상황과 의사의 판단에 따름]
여기에서도 '이번 증상과는 관계없겠지'라고 생각하는 것도 경우에 따라서는 기재하여 둘 것(의외로 엉뚱한 곳에서 환자 진단과 치료에 실마리가 풀리는 경우도 있다!).

신체진찰소견(Physical examination; PEx.)

본 기록지의 예는 간단하게 쓰여져 있지만, 음성소견('신경증상 등' 부정 할 수 있는 소견)도 감별진단을 위해 정확하게 써두는 것이 좋은 경우도 있다. 역시 진찰의에 판단에 따른다.

병원이나 과에 따라 정해진 기입용 시트가 있는 경우가 많다.

[약어 및 용어해석]

- BP – blood pressure; 혈압
- HR – heart rate; 심박수
- BT – body temperature; 체온
- conj – conjunctiva; 결막
- b(bulbar) – 안구; bulbar conjunctiva (안구결막)
- p(palpebral) – 눈꺼풀(안검); palpebral conjunctiva (안검결막)
- b/s – bowel sound; 장음
- Blumberg – 블룸베르그 징후; 맹장 부위(우하복부, RLQ)에 압박을 가했다가 떼면 통증을 느끼는 경우를 말합니다. 결국은 반발통 징후(rebound tenderness)랑 같은 말로 이것이 양성이라면 복막염을 시사하는 소견임.

역자 주 – 1

- 의무기록작성은 의사로서 기본 중의 기본이며, 병원생활에서 뗄 수 없는 요소입니다.
- 실제로 이러한 의무기록지는 ① 의사간의 의사소통[협진(consult; 같은 병원내에서 다른 과로의 의뢰를 뜻함), 전과 및 전원(transfer; 같은 병원내에서 다른 과로의 환자 이동은 전과, 다른 병원으로의 환자 이동은 전원)], ② 의사들의 환자진료, ③ 환자들의 요구(단순 보관용으로 의무기록 사본 복사를 요구하는 경우도 있고, 최근에는 사보험의 증가로 인하여 보험회사 제출용도로도 요구하는 경우가 증가하고 있습니다.) ④ 법적 분쟁(의료사고, 의료과실 또는 환자/보호자의 단순 불만 등으로 형사 및 민사소송 등의 법적인 분쟁 시에 이러한 의무기록은 법리적 판단에 매우 중요한 근거가 되고 있습니다!) 등 다양한 용도로 이용되므로 매우 중요하다고 할 수 있습니다.
- 의사로서 작성하는 의무기록지는 다양합니다.

  대표적인 것은 다음의 4가지가 있습니다. ① 입원기록지(Admission note), ② 입원경과기록지(Adm. Progress note), ③ 외래초진기록지(OPD initial note), ④ 외래경과기록지(OPD progress noted)

  또한 이 외에도 진단서, 협진의뢰서, 소견서, 요양급여의뢰서, ... 등 다양한 의무기록지가 있습니다.
- 실제로 실습학생이나 인턴, 레지던트 때에는 수련병원에서는 외래보다는 주로 입원환자 oriented된 수련을 받게 되므로 입원환자와 관련된 기록지인 입원기록지와 입원경과기록지를 기록하는 경우가 많으며, 또 치사한 얘기일 수 있지만 **평가의 기준에도 이러한 입원기록지와 입원경과기록지를 상급자(Chief resident, Fellow, Staff)가 평가하는 경우가 많으니 주의가 필요합니다!!**
- 하지만 단순히 평가를 위해서가 아니라 이러한 의무기록 자체에 신경을 쓰는 것이 의사로서의 소양을 올리고 향후 진료에도 도움이 될 수 있으므로 의무감이 아닌 책임감으로 꼼꼼히 작성하는 것이 중요하겠습니다.
- 본서에서 나온 입원기록지는 일본의 일개 수련병원에서 한 분과(외과)의 입원기록지에 불과하며, 꼭 이것만이 입원기록지 양식이라는 것은 아니니 편하게 보고 넘기면서 참고하시면 도움이 되리라 생각됩니다.^^

진료기록지 작성법 ②

SOAP 방식에 따른 경과기록지 작성 방법

● 천식으로 입원했던 환자의 예

4/5 (月)

S) 숨쉬기 힘들었던 건 나아짐. 식욕은 있음(Essen전량), 가래가 자주 나오고 있음.

O) BT 36.2℃ SpO2 98%(NC 2L 하)

HR 80/분 BP 124/72mmHg

conj (안구결막) b : not icteric (황달) P : not anemic (눈꺼풀결막) (빈혈)

chest Hs no murmur

Ls

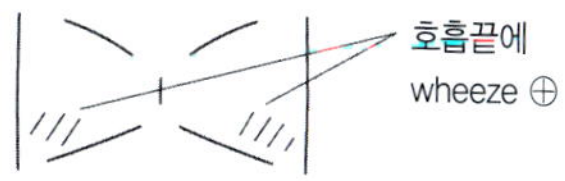

abd b/s moderate,

leg edema (종아리부종)

A) #기관지천식

- Solu-Medrol 8mg/하루, 수액 투여중
- Flutide 흡입, 1일 3번 실시하고 있음.

P)
- wheeze이 아직 청취되고 있지만, 호흡시 불편감은 개선되고 있으므로, 산소를 off로 할 계획 → Off후에도 SpO2 98% 유지되므로, 그대로 room air로 경과를 지켜봄.
- 차후 Solu-Medrol은 점점 줄여갈 계획

〈chest X-P〉

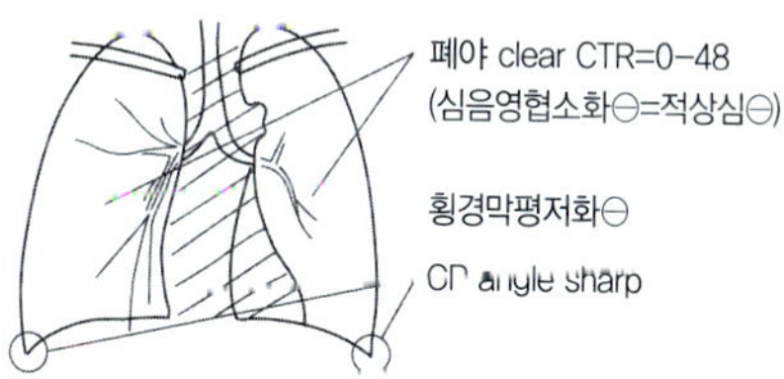

(S)주관적 증상(Subjective data) : 주된 증상, 환자의 호소 증상을 기록한다.
(O)객관적 자료(Objective data) : 진찰소견, 생체징후(vital sign), 검사결과 등 객관적인 자료를 기록한다.
(A)평가(Assessment) : 현재 환자의 상태에 대한 평가(주로 impression), 고찰을 기록한다.
(P)계획(Plan) : 이후의 치료계획 및 관리 등에 대해서 기록한다.

역자 주 – 2

- 일본의학은 독일의 영향을 많이 받았기에 의학용어에도 이러한 흔적이 남아있습니다. 여기서 'Essen'이라는 단어는 독일어로 '식사'라는 뜻입니다. 즉, 이 환자분은 식욕이 있어서 식사를 전부했다는 의미겠네요.

(O)에는 주로 객관적인 검사결과(혈액, 소변, 영상검사, 내시경 등)를 기술한다.
그외 I/O(input/output)의 확인도 중요한데 이는 섭취량과 배설량(특히 소변량 중요)을 기준으로 작성하며, 체중의 변화 확인도 필요하다.

- 배액관(drainage, 드레인)이 들어있는 사람 → 배액의 량, 상태
  (흉강드래인으로는 → air leak의 유무)
- 심장·신장질환, 탈수, 금식 후 등
  엄격한 수분량의 조절을 필요로 하는 사람
  → 소변량/체중의 변화기록
- 그 외 혈액가스 소견(BGA)등 확인해야 할 결과도 기재한다.
- 주로 정상결과(negative)보다는 이상결과(positive) 위주로 기술하게 된다!!
- 환자 및 가족에게 동의서(informed consent; I.C.)를 얻은 경우에는, 그 내용도 반드시 기재한다. 언제, 누가, 누구에게 동의를 얻었는지도 꼭 기록하자.

〈chest X-P〉
그 날의 영상소견, 혈액검사 소견 등도 진료기록자에 기재한다.

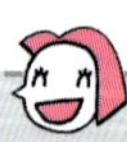

선배로부터의 조언
진료기록지에는 알아볼 수 있는 글자로 작성합시다(너무 날려쓰지 마세요!!).
또한, 지도의 선생님이나 선배의 진료기록지를 보고, 참고해서 써보는 것도 공부가 될 수 있습니다.

[약어 및 용어해석] – 앞에 나온 것은 생략

- Essen – 식사
- SpO2 – Peripheral Oxygen Saturation, 말초혈액 산소포화도
- NC – Nasal cannula, 비삽입관(이곳을 통해 산소를 공급, nasal prong이라하기도 함)
- Hs – Heart sound, 심음
- Ls – Lung sound, 폐음
- 적상심 – Drop heart, coeur en goutte라고도 표현함. 주로 마른 사람에게서 정면에서 심장을 봤을때 이러한 형태를 띄는 경우가 많고 심전도상 가벼운 우측편위가 보이는 경우가 많지만, 대부분의 경우에서 병적인 상태는 아님
- CTR – Cardiothoracic ratio, 심흉곽비
- CPA – Costophrenic angle, 늑골횡경막각

역자 주 – 3

■ 본 서에서 말하는 IC는 문맥상 주로 DNR(Do Not Resuscitation) permission을 말합니다. 즉, 임종에 임박했을때 심폐소생술 및 기관삽관과 기계환기 등의 생명유지 활동을 적용할 것인지 아니면 임종을 임종으로 받아들인 것인지에 대한 결정이죠. 이러한 DNR permission을 받으면 의무기록지에 반드시 기록해두세요. 나중에 보호자가 딴소리하는 경우가 있습니다! ——,

진료기록지 작성법 ③

인두소견의 작성 방법

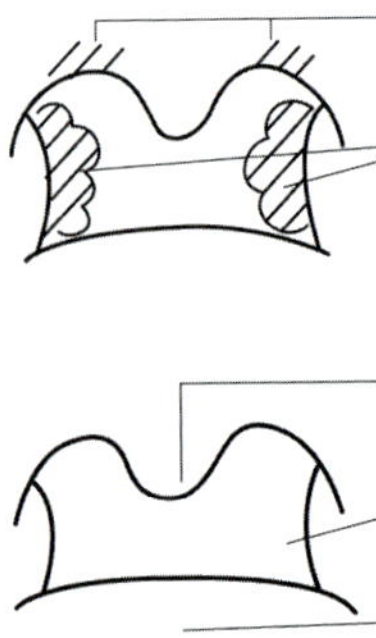

역자 주 – 4

- 본 역서처럼 그림으로 기록할 수도 있겠지만 보통의 경우는 아래와 같이 간단하게 기록하는 경우도 많습니다.

  Throat : PI(+) c PTH(+/–)

  -> 해석 : 인후부 발적(PI, pharyngeal injection)이 1단계(+)로 있으며, 인두편도비대(PTH, pharyngeal tonsillar hypertrophy)가 좌측에 1단계(+)로 있음.

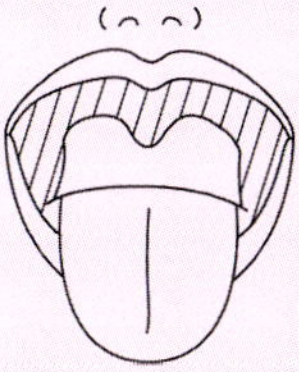

입을 열었을 때 상태를 왼쪽그림과 같이 쓴다.

진료기록지 작성법 ④

흉부청진소견 작성 방법

들었을 때 느낌

Ls(lung sound)

coarse crackles	(습성라음, 수포음) 데굴데굴
fine crackles	(염발음) 으드득으드득
wheeze	(건성라음, 적성음, 천명음) 쉬익~ 쉬익~ 마치 바람이 부는 것 같은 소리
rhonchi	(신타음, 건성수포음) 코고는 것 같은 소리

Hs(heart sound)

systolic murmur	(수축기잡음)	
diastolic murmur	(확장기잡음)	(확장중기잡음) / (전수축기잡음)
continuous murmur	(연속성잡음)	

① 심잡음이 청취되는 부위

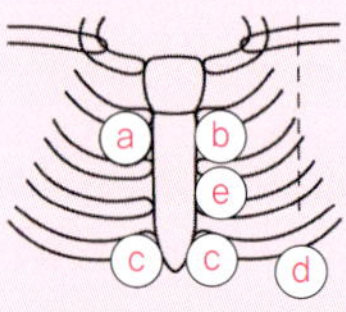

a. 대동맥판영역 : 흉골우연제2늑간

b. 폐동맥판영역 : 흉골좌연제2늑간

c. 삼첨판영역 : 흉골하단부영역

d. 승방판영역 : 심첨부(심첨박동부 또는 좌쇄골중선상, 제5늑간)

e. Erb의 영역 : 흉골좌연 제3늑간

② 심잡음의 음량(Levine 분류)

Levine 1도 : 청진기를 대고 처음 몇 초는 들리지 않으며, 주의깊게 청진 할 때에만 들린다.

2도 : 청진기를 댄 순간 들리지만, 약한 음

3도 : 명료하게 청취 가능한 중등도의 잡음(2도와 5도의 중간으로 약한 잡음)

4도 : 2도와 5도의 중간으로 강한 잡음(3도에 비해 귀에 가깝게 들린다.)

5도 : 청진기로 들을 수 있는 가장 큰 잡음(청진기를 흉벽에서 떼면 들리지 않게 된다.)

6도 : 청진기를 흉벽에서 떼어 내도 들리는 잡음

폐잡음

좌측의 표현대로 이러한 폐잡음이 흡기(들이마시는 숨, inspiration)와 호기(내쉬는 숨, expiration) 중 언제 들리는지를 맞추어, [예시 1 – 폐 양하측으로, 들이마시는 숨 끝에 coarse crackles가 들린다; inspiratory coarse crackles on BLLF(both lower lung field)], [예시 2 –양폐야로, 숨을 뱉으려고 노력할 때 wheeze이 들린다; exertion expiratory wheezing on BLF(both lung field)] 등으로 적는다.

심잡음

부위, 잡음의 종류, 음량을 고려하여 [예시 1 : 대동맥판영역에, Levine 3도의 systolic murmur가 청진된다] 등으로 표현한다. 심잡음은, 잡음의 종류와 청취되는 부위로부터 판막질환의 종류를 짐작할 수 있다[예시의 경우라면 AS(대동맥판협착증; aortic stenosis)가 의심된다].

실습학생이라도 심잡음의 수축기 잡음(systolic murmur) 정도는 청취하기 어렵지 않습니다. 하지만 모든 것이 마찬가지겠지만 숙달되기 위해서는 많은 환자들의 정상적인 심음의 청취가 필요합니다. 좀 더 자세하게 공부하고 싶다면 시중에 있는 책자와 함께 인터넷 상에서 심음과 심잡음을 검색하여 반복적으로 들어보는 것도 도움이 됩니다!

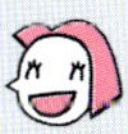

역자 주 – 5

- 일반적으로 폐청진은 신체진찰의 기본 중의 기본이며, 이에 대한 기록역시 중요합니다. 대개의 경우는 다음과 같은 순서로 적는 것이 일반적이죠.
  ① 전체적인 폐소리를 듣고 우선 폐음이 깨끗한지(clear), 지저분한지(coarse, 거칠은지)를 파악하고 이에 대해서 기술한다.
  전자의 경우 CBS(clear breathing sound)라고 기술, 후자의 경우 Coarse BS라고 기술.
  ② 폐잡음이 동반되어 있는지 확인. 보통은 본 역서처럼 crackle이나 rhonchi를 세분화하기 보다는(구분하는 것이 임상적 의미가 크지 않으므로) rale로 뭉뚱그려 기술하는 경우가 많습니다.
  ③ 그래서 이렇게 기술하는게 보편적이죠.
  Chest : CBS s r, w(전폐하에 청진음이 깨끗하고 천명음과 폐잡음이 없는 경우)
  Chest : Coarse BS c r on BLLF(폐음이 전체적으로 거칠고 양폐하측에 잡음이 청진됨. 잡음(rale) 또는 천명음(wheezing)이 청진될때는 부위를 기술해 주는 것이 중요. 원래에는 흡기와 호기를 나눠서 기술하는 것도 중요하나, 이 역시 임상적 의미가 크지않을 때는 생략하는 경우가 보통입니다.
- 심음의 경우도 마찬가지로 전반적인 규칙성에 대해서 먼저 기술하고 동반되는 심잡음을 기술하는 것이 일반적입니다.
  Chest : RHB s murmur –〉 Regular heart beat without murmur
  심박동수가 규칙적이며 심잡음이 청진되지 않음.
  Chest : IRHB c systolic murmur on AV(G3) –〉 Irregular heart beat with systolic murmur on aortic valve(Levin Grade 3)
  심박동수가 불규칙적이며, 수축기 심잡음이 대동맥판 영역에서 Levin 3도로 청진됨.
- c와 s는 챠팅할 때 많이 사용되는 용어인데 s는 without를 말하며 c는 with를 뜻합니다!

진료기록지 작성법 ⑤

복부소견 작성 방법

〈진찰소견 작성 방법〉

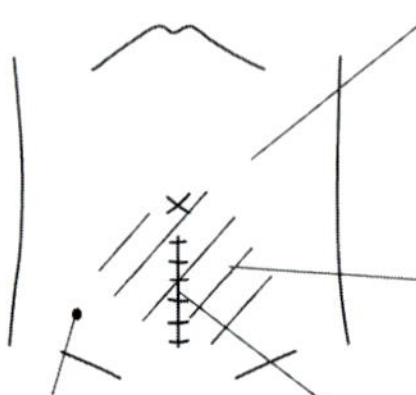

abd b/s hypo
타진상고음
soft & tympanitic
제하부전체에 압통 ⊕
Blumberg 징후 ⊖
McBurney의 압통점 압통
OP scar ⊕

〈복부 X선소견 작성 방법〉

[Abd. X-ray Erect] 복부방사선촬영 입위

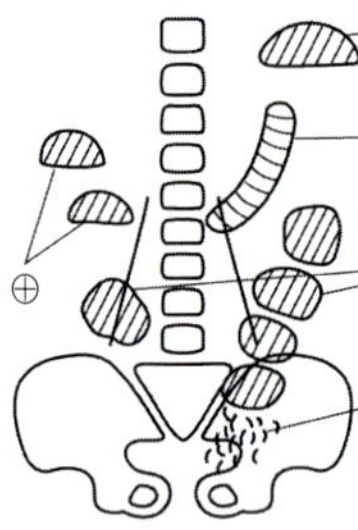

약어 : abd : abdminal 복부

- stomach gas(위가스) : 이 부분은 위저부(fundus)로 정상적으로도 가스가 있을수 있음.
- intestinal gas(소장가스) ⊕ : 정상적으로는 소장내에 가스는 거의 없어야 한다. 이처럼 저명하게 가스가 있다면 위장관 폐쇄(obstruction) 또는 마비(paralysis)를 시사할 수 있다.
- colon gas(대장가스) : 대장가스도 정상적으로 존재할 수 있다. 하지만 그 양이 많다면 역시 폐쇄나 마비를 의심할 수 있다. 환자의 증상과 correlation하는 것이 무엇보다 중요.

복부진찰은 아래와 같은 순서로 한다.

① 시진 →
- 평탄(flat)
- 팽륜
- OP scar(수술흔적)의 유무
- 복벽정맥의 부풀어오름 등

② 성진 ↙
- b/s(bowel sound) : 장관연동음
  - hypo(감약)
  - moderate(보통)
  - hyper(항진)

metalic sound : 기계음은 종양 등으로 인한 mechanical bowel obstruction을 시사하는 중요한 진찰소견임

③ 타진 →
- 고음(가스)
- 탁음(복수 등)

④ 촉진
- soft(부드럽다)
- tympanic(땡땡하다)
- 판장경(판처럼 딱딱하다)
- tenderness(압통) ┐
- Blumberg(반도통) │ 유무
- defence(근성방어) ┘

- 입위가 와위인가에 주의
  입위 → niveau(경면상)의 유무를 본다.
  와위 → 장관가스, 변을 보기 쉽다.
- niveau의 유무, 소장가스의 유무를 파악하고 이러한 소견들 등이 ileus(장폐쇄) 등 병적인 상황에 의한 것인지를 파악하는 것이 중요한 열쇠다!

최소한, 이것들의 유무는 체크합시다.

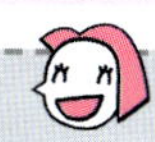

벅사 수 – 6

- 복부의 촉진에서 "시청타촉 또는 시청촉타"는 중요합니다. 즉, 촉진이나 타진 전에 장음에 대한 청진이 필요하다는 것인데, 촉진과 타진을 먼저하면 이에 의해서 장음이 영향을 받기 때문입니다.
- niveau는 단어 그대로 해석하자면 '수평면'이라는 뜻인데, 여기서의 의미는 air–fluid level을 의미하며 이것은 즉, 장폐쇄를 시사하는 소견입니다.
- Blumberg(반발통)의 의미는 앞전에 설명했으니 생략하겠습니다. McBurney는 배꼽과 우전장골극(ASIS)를 연결하는 선상으로 전장골극에서 1/3 안쪽을 말하나, 결국 이 점이 충수부근(appendix)을 의미하며, 충수염 진단의 대표적인 압통점입니다.

진료기록지 작성법 ⑥

신경학적 소견 작성 방법

의식 레벨(cons level) : clear , JCS

인식 기능 장소 → 이름 →

날짜 →

〈뇌신경〉

Ⅱ. 시야결손

Ⅲ. EOM(안구운동)

복시 : + − ／ + − 안진 :+ − ／ + −

동공 : mm／ mm

우안 좌안

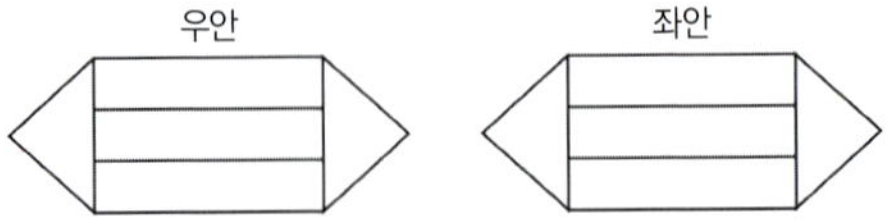

대광반사 (light reflex)

prompt/prompt(신속)
sluggish/sluggish(완만)
absent/absent(없음)

Ⅴ. 안면의 촉각

(sensory)

0～10

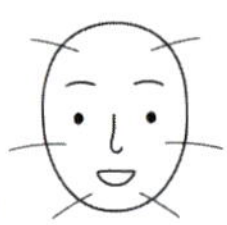

Ⅶ. facial weakne

전두근

안륜근 / (눈썹징후)

구륜근 / , 구각의 당김

Ⅷ. 청력 좌우차이

Weber 우 정중 좌

Rinne + − / + −

Ⅸ. 인두반사: + −

Ⅹ. 연구개거상 : , 커튼징후 + −

XI. 뇌쇄유돌근 / , 승모근 /
XII. 제설 : 우 정중 좌
허위축 : + − , fasciculation(근섬유다빌수축) : + −
혀운동제한 : + −

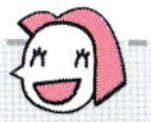

복사해서 사용해 주세요(써 넣는 것만으로도 OK)

주의 응급의 경우
(환자에게 확실한 마비가 보이는 경우, 뇌출혈 등이 의심되는 경우 등)
모든 신경소견이나 진찰을 느긋하게 하고 있을 여유가 없는 경우도 많다.
➔ 이 경우 CT가 우선시 되며, 경우에 따라 MR diffusion이 필요한 경우도 있다.

안진의 표기 방법

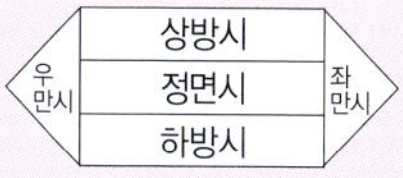

- ○ 안진없음
- 안진의 존재가 의심스럽다.
- → 좌향수형성안진
- ⇨ 진폭이 큰 수평성안진
- 고빈도 수평성안진
- 회선성안진
- 수평회선성혼합안진
- ↓ 하안검방향수직성안진
- ↑ 상안검방향수직성안진
- 어지러움을 동반한 회선성안진

항부경직 + −

상지 Barre 징후 + − / + −

Mingazzini + − / + −

〈MMT (도수근력검사) 0~5 로 평가〉

Deltoid(삼각근) /

Biceps(상완이두근) /

Triceps(상완삼두근) /

손목 WE(배굴) /

WF(장굴) /

OP (모지대립근) /

ODQ (소지대립근) /

악력 kg

IP(장요근)

QF(대퇴사두근)

TA(전 골근)

TS(하퇴삼두근)

〈근 토누스〉

rigidity 근경직 + −

(부위)

Spasticity 근경축 + −

(부위)

DDK(dysdiadochokinesia) /

FNT(Finger Nose Test) /

손가락 테이핑 /

무릎 테이핑 /

(기도진전 + −/ + −)

슬종검사 /

〈건반사 (2가 정상)〉

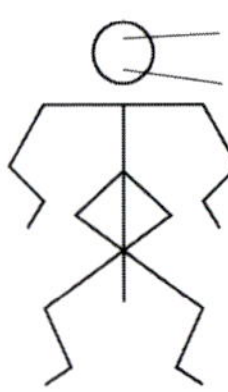

myerson : + −/+ −

Jaw Jark :

Trömner : + − / + −

Hofmann : + − / + −

Babinski : + − / + −

Chaddock : + − / + −

〈sensory : 0~10으로 평가〉

촉각 통각

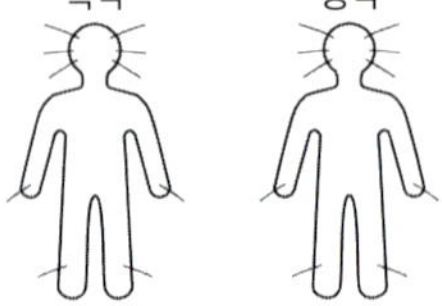

진동각 : 좌우차 + −

상하차 + −

관근위치각 : 이상 + −/ + −

(부위)

좌위유지 가능 불가능

입위유지 가능 불가능

의족보행

Romberg 징후 + − (+의경우 : 우 또는 좌 로 기울다.)

아래부터 정리
①
②
③
④
⑤
의심되는 질환

MMT(Manual Muscle Test)

5(normal) 최대저항으로 중력에 저항하고, 운동역전체에 걸쳐 움직인다.
4(good) 어느 정도의 저항으로 중력에 저항하고, 운동역전체에 걸쳐 움직인다.
3(fair) 저항을 가하지 않으며 중력에 저항하고, 운동역전체에 걸쳐 움직인다.
2(poor) 중력에 저항하지 않으며 운동역전체에 걸쳐 움직인다.
1(trace) 근육의 수축이 미약하게 인지될 뿐, 관근운동은 일어나지 않는다.
0(zero) 근육의 수축도 인지되지 않는다.

반사 표시 방법

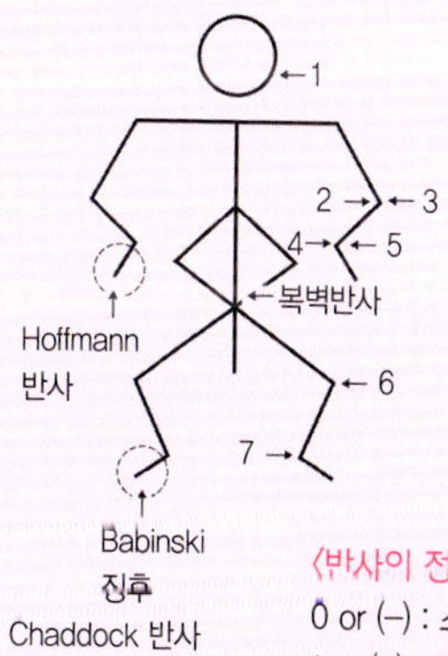

〈부위〉
1 Jaw Jark(하악)
2 biceps(상완이두근)
3 triceps(상완삼두근)
4 branchioradialis(상완요골근)
5 ulnar(척골근)
6 knee(슬개건)
7 achilles(아킬레스건)

〈반사의 정도〉
0 or (−) : 소실
1 or (+) : 경도감약
2 or (+) : 정상
3 or (++) : 약간의 항진
4 or (+++) : 항진
5 or (++++) : 분명한 항신

〈병적반사〉
(+) or ↖ : 양성
(±) or ↕ : 의심스럽나
(−) or ↘ : 음성

〈표재반사〉
+ : 정상
± : 감약
− : 소실

역자 주 – 7

- Weber test – 전도성 난청과 감각신경성 난청을 구별하기 위하여 진동 음차를 전두부의 중앙선에 놓습니다. 만일 소리가 병든 쪽의 귀에서 잘 들리면 장애는 아마도 전도성일 것이며, 만일 소리가 정상 귀에서 잘 들리면, 장애는 아마도 지각신경성일 것입니다(정상은 양측 다 잘 들리는 경우).
- Rinne test – 골전도(bone conduction, BC)와 공기 전도(air conduction, AC)의 시간을 비교해 전도성 난청과 감각신경성 난청을 구별하는 방법입니다(정상은 양측 AC 〉 BC인 경우).
- 커튼징후(curtain sign) – 연구개(uvula)가 어느 한쪽으로 기우는 현상을 일컬으며, 뇌신경 10번(cranial nerve)의 손상을 시사합니다.
- DDK(dysdiadochokinesia) – 다른 말로 Supination to Pronation test로 환자에게 손바닥을 뒤집기를 반복하는 동작을 시키는 것을 말하며, 이것이 잘 안되는 경우 소뇌의 협조운동에 문제가 있음을 시사합니다.
- FNT – 환자의 손가락이 검사자의 손가락을 집고 다시 환자의 코를 집는 행동을 반복시킴으로서 운동실조(ataxia)에 대한 평가를 하는 검사를 말합니다.

역자 주 – 8

- 신경학적 진찰(Neurologic examination, N/E)에서 중요한 것은 역설적이지만 이러한 신경학적 진찰이 필요한 환자들 중 일부는 신경학적 진찰을 한가하게 하고 있을 때가 아닌 경우가 많다는 점입니다. 즉, 정신상태(mental status)가 혼미한 경우(drowsy, semi-coma, coma)는 이러한 신경학적 진찰을 일일이 다해보다가는 환자가 그전에 사망(!!)할 수도 있기 때문에 선 응급조치와 검사 후 진찰이 필요할 수 도 있다는 점입니다. 당황되고, 어렵다면 지체없이 신경과 선생님을 Call하세요~!!

지시표[오더지(Order)] 작성 방법 ①

입원오더 작성 방법

● 당뇨병·고혈압으로 인슐린 치료목적으로 입원한 환자의 예

No. 님	○병동 ○○호실
세 남 여	월 일

입원오더

(안정도)
Rest : 자유 활동(free)

(식사)
Diet : 열량조절식(kcal)

(주사세)
Div : ⊖

(경구 투여약제)
Drug : ⊖

혈압(blood pressure; BP) 3도 …… 180/110이상 Adalat(nifedipine)-SL(sublingual, 설하)정 10mg 1T 복용
SBP 〈 80이하시 의사 호출

SpO_2 ……… RA에서 94이상 keep하도록
그 이하로 떨어지면 O_2NC1L로 시작하면서 의사호출

24시간 소변수집(24hr urine collection)

혈당(blood sugar; BS) 4도 …………………………… 혈당측정 (27페이지 참조)

Novorapid 4-4-4-0
Lantus 0-0-0-4
BS70이하 의사 호출, 50% DW 20ml IV 적용

발열시
① Cooling
② 38.5℃이상이면 혈액배양 검사(Blood culture) 2세드 시행
Calonal(aspirin caffeine, 200mg) 2T 복용(6시간 이상 간격을 두고 하루 3회까지 가능)

불면시 ……………… Lendormin(brotizolam, 0.25mg) 1T 복용

구토를 느낄 시 …… Primperan(metoclopramide, 5mg) 2T 복용
환자가 약물 경구복용이 어려울 때는
Nauzelin(domperidone, 60mg) 좌약 1정 삽항

환자의 병원 내에서의 활동에 대한 허가 및 제한 정도

"세면가능"(화장실, 세면시에만 침대에서 벗어나도 괜찮음)

그 외에 "침대 위 안정", "침대 위 자유", "병동 내 자유", "병원 내 자유" 등 다양한 오더를 내릴 수 있음. 또, 더 자세하게 "휴대용 화장실 사용가능", "배변 시에만 화장실 사용가능", "다른 사람이 따라갈 경우에는 화장실 사용가능" 등 설명을 덧붙이는 경우도 있다.

식사내용

칼로리나 상태(보통식·죽·유동식 등)에 대해서 오더를 냄.

(일본에서는) 병원에 따라 기호로 식사내용을 표시하는 경우도 있다.

주사 및 수액

Div(수액요법) 필요 시에는 투여할 수액에 대해서도 오더를 낸다.

㉮

- 0.9% NS(normal saline) 500mL, div …… 0°~8°, 16°~24°
- 5DS(dextrose-saline) 500mL, div …… 8°~16°

(°는 시간)

호흡상태가 좋지 않은 환자는 산소에 대한 지시를 아래와 같이 덧붙이는 경우도 있다.

㉮

O_2를 NC로 최대 4L까지.
그럼에도 94%이하일 경우, VM(venturi mask, 벤츄리마스크)로 O_2 8L(40%) 공급
혼수상태(Coma)시 최대 12L(50%)까지 가능
그럼에도 94%이하일 경우, RM(reservoir 마스크) 적용 최대 15L까지 가능

(30페이지 참조)

경구약제

입원 시에 처방되었던 약제 이외에도, 입원 전부터 먹고 있던 약제(자가약, self medication)이 있으면 그것도 기재한다.

그 외에 변비시 … Laxoberon(sodium picosulfate, 하제)액 15방울 적용(변 상태에 따라 본인이 용량 증감 가능)

> 그 외에 필요한 지시·약 등은 환자에 맞추어 점차 변경한다.

역자 주 – 9

- 병원 내에서 환자의 처치를 위해 오더(Order)를 내릴 수 있는 권한은 대부분 의사 만이 유일합니다! 이러한 권한에는 반드시 책임이 뒤따르기 때문에 오더를 정확하게 내는 것은 너무나도 중요하며, 오더가 제대로 수행되도록 오더를 바르게 내는 것이 중요하겠습니다.
- 물론 실습학생들은 오더권이 전혀 없고, 인턴의 경우에도 대부분 오더권이 제한되어 있으므로 이러한 오더를 내는 것에 대해서 실감이 나지 않을 수도 있겠지만 대부분 나중에 레지던트 과정을 밟게될 것이며, 이때 오더를 내는 것은 너무나도 중요하기 때문에 이 챕터에 집중을 합시다~!
- 단, 본 역서가 너무 일본의 실정에 맞춰있어서 조금 이해가 안될 수도 있어서 역자들이 다시 간단히 정리해 보았습니다. 중요한 점은 병원마다 양식도 다르고 또 본인들이 수련을 받으면서 나름의 형식을 변화할 수도 있으므로 절대적으로 받아들이지는 말고 '그냥 이런 것도 있구나'하고 편한 마음으로 훑어보는 것이 좋겠습니다.

입원오더의 작성순서와 요령

Admission Order

1. Check V/S q 8hrs
2. Check I/O q 8hrs
3. Check Bwt. daily
4. Check Body weight and Height at admission day
5. Diet : TD
6. Activity : BR
7. IV
   5DS 1L MIV 40cc/hr
   Beecom 1A MIV
8. Abx.
   Levofloxacin 500ml q 24hr (2014 / 1 / 1 start ~, 14일 사용예정)
9. Other IV
10. PO med
11. PRN order
12. LAD & Study

① Check V/S q 8hrs(또는 duty)

해설 : 입원오더에 꼭 정해진 순서와 규칙은 없지만 대부분 첫줄에는 vital sign check를 지시하며 이에 대한 간격을 지시합니다. 일반적으로 평범한 환자는 q 8hrs(8시간 간격으로 바이탈을 체크하라는 의미)로 오더를 내는데, 조금 더 바이탈을 자주 해야하는 경우는 q 4hrs으로 내기도 합니다. 바이탈을 병동에서도 이론상으로는 q 1hr이렇게 낼 수도 있게지만, 사실 이렇게까지 바이탈을 자주 체크해야 하는 중증 환자는 ICU(중환자실)로 내리는 것이 타당하겠습니다. 보통 간호사들의 duty(교대시간)가 8시간이므로 q 8hrs는 q duty이렇게 내도 무방합니다. stable한 환자거나 supportive care(가라 환자도 포함 ___;)만 하려고 입원한 환자의 경우는 q day로 간편하게 내서 간호사를 편하게 해주는 것도 괜찮겠습니다. (이러면 간호사들이 뽑는 이달의 우수전공의로 뽑힐 지도 ^^;)

제1장 병동의 업무

② Check I/O q 8hrs (또는 duty)

말 그대로 환자의 섭취량과 배설량(소변량이 중요)을 체크하는 것으로 병동에 입원한 환자는 생략하는 경우도 많지만, 심부전(heart failure)이나 신부전(renal failure)또는 복수를 동반한 간경화(liver cirrhosis with ascites)처럼 체중의 증가나 I/O가 중요한 환자의 경우 반드시 체크를 하게 합니다. 이런 환자들은 여기에 덧붙여 체중(body weight)도 daily로 check하게 하는 것도 중요합니다.

③ Check Bwt. daily

앞에서도 얘기했지만 I/O check와 함께 필요합니다. 어떤 경우에는 I/O check를 생략하더라도 Bwt는 매일 확인하는 것이 중요할 수도 있습니다.

④ Check Body weight and Hegiht at admission

처음 입원시에는 환자의 키와 체중을 check하는 필요할 수 있습니다. 당연한 얘기지만 매일같이 키를 체크할 필요는 없으므로 일회적으로 끝나는 오더입니다.

⑤ Diet : TD

환자에 대한 식이오더를 내리는 것도 의사의 권한이자 의무입니다. 여기서 TD는 tolerable diet에 대한 준말로서 환자에게 적절한 식이를 내라는 의미도 되고 또는 특별히 식사종류를 제한할 필요가 없다는 뜻도 됩니다(후자의 의미가 강함). 환자의 상태에 따라서 LD(liquid diet, 미음을 의미), SD(soft diet, 죽), RD(regular diet, 상식, 우리나라에서는 밥을 의미)을 오더낼 수도 있으며 LSD(low salt diet, 저염식), HLSD(half-low salt diet, 반저염식) 등등 다양하게 오더를 낼 수 있으며, 이에 대한 조합도 가능합니다. 꼭 영어 약자를 쓸 필요는 없으며 "반저염 죽", "반저염 미음", "고단백 상식" 이런 식으로 한글로 표현하는 게 간호사에게 의사전달을 정확히 할 수 있는 경우가 많습니다.

⑥ Activity : BR

환자의 활동을 결정해주는 것 역시 의사입니다. 보통 입원환자의 경우 설사 환자가 ambulation(거동이 가능)을 하더라도 BR(bed rest, 침상안정) 오더를 내리는 것이 일반적입니다. 환자의 치료를 위해 강제적으로 침상에 있게만 하는 경우는 보통 ABR(absolute bed rest, 절대 침상안정)을 내는 것이 타당하며, 마찬가지로 치료를 목적으로 거동을 하게 한다면 WA(ward ambulation, 병동거동)을 내는 것이 타당하겠습니다.

⑦, ⑧, ⑨ IV order

수액 및 주사 오더는 한꺼번에 뭉뚱그려 낼 수도 있고 이처럼 메인수액과 항생제, 보조수액 및 주사를 분리해서 낼 수도 있다. 중요한 것은 투여경로(iv인지 im이지, ivs인지), 용량과 속도도 반드시 지정해주어야 하며, 항생제의 경우는 시작날짜과 투여기간(또는 종료날짜)를 같이 메모해주는 것이 중요합니다.

⑩ PO order

수액오더와 마찬가지로 용량과 횟수를 지정해주어야 합니다.

⑪ PRN order

PRN오더는 간단히 말해서 '어떠어떠한 상황일 때는 어떻게 어떻게 해주세요'라는 상황에 대한 미래지시형 오더입니다. 이러한 PRN오더가 없다면 가뜩이나 정신없고 우울한(?) 수련생활이 더욱더 힘들어 질 것입니다(입원 환자들이 잠 못 잘때마다 수면제 달라는 오더가 계속 간호사에게 밤마다 notify된다고 생각해보세요!). 단, 중요한 것은 PRN오더가 나있다고 해서 환자를 방치하면 안되며, 경우에 따라서는 당직시 병실을 내원하여 환자를 자세히 진찰할 필요가 있다는 것입니다.

⑫ LAB & Study

입원환자들의 증상의 원인 또는 치료경과를 파악하기 위해 혈액, 소변, 영상학적검사를 포함한 다양한 검사들을 입원중에 하게 됩니다. 이에 대한 오더입니다.

지시표[오더지(Order)] 작성 방법 ②

증상과 관련된 오더(PRN order)

PRN order라는 것은 앞에서 간단히 설명한 대로 '환자에게 일어날 수 있는 증상 및 상황'에 대한 대처나 관리, 검사의 준비 등을 미리 지시하여 두는 것이다.

→ 이러한 PRN 오더없이는 간호사가 임의로 대처할 수 없다!

병원마다 과에 따라서 PRN오더 작성법은 제 각각일 수 있다(개성!).
수련기간 중에 몇 번이고 같은 지시를 내리기 때문에 감각적으로 외우기도 하지만, 윗년차로부터[~라는 지시 내려 둬] 라고 갑자기 지시 받았을 때에는 기억하고 있지 않으면 적을 수가 없습니다(그러면 무조건 깨지겠죠!). 이 책에서는 기억하지 못하거나 알지 못할 때에 참고하기 위한(일본의) 기본적인 PRN 오더의 구체적인 예를 적어 보겠습니다.

① 발열시

- cooling(if BT 〈 38.5oC)
- 38.5도씨 이상의 경우 혈액 배양(Blood culture) 2세트 시행 후 해열제 적용

처방예시

- Calonal(paracetamol) 2T
- Pyrinazin(aspirin) 1T
- Loxonin(loxoprofen) 1T
- Voltaren supp(diclofenac) 좌약 1정, 항문삽입
- Anhiba(aspirin) 좌약 1정, 항문삽입

역자 주 – 10

- 우리나라의 경우는 이렇게 복잡하게 PRN오더를 적지 않는다. 보통의 경우는 아래와 같이 적는게 일반적이다.

PRN)

1. If BT 〉 37.3℃, cooling apply(first) and Dr. notify(second).
   If BT 〉 38℃, Blood culture × 2and(denogan + NS 100ml miv) + Dr.notify

PRN)

1. 37.3이상의 발열있으면 얼음주머니 적용해주시고, 조절안되면 Dr. notify해주세요.
   38.5이상의 발열있으면 혈액 배양 2세트해 주시고, Denogan(acetaminophen의 일종)을 NS 100ml에 mix하여 적용해주시고, Dr. notify해주세요.

처방예시

구체적인 약의 처방 예. 환자의 상태에 맞추어 선택한다.

NSAIDs 투여의 주의점

- New Quinolone계 항균약과의 병용은 금지
- 천식환자, 소화성 궤양 환자에게는 되도록 투여하지 않는다.
- Voltaren Supp는 혈압저하를 일으키기 쉽기 때문에, 저혈압 환자에게는 신중히 투여
- 소아는 Acetaminophen(Calonal, Tylenol, Tylenol 좌약 등)을 사용한다(aspirin은 드물게 라이증후군을 일으킬 수 있음).

② 구토를 느낄 때

- 약제 경구복용이 불가한 경우

처방예

- Metoclopramide (10mg/1mL/A) 1A + N/S 100mL를 mix하여 정맥주사(IV)
- Domperidone좌약 (60mg) 1개, 삽항

- 약제 경구복용이 가능한 경우

처방예

- Metoclopramide(5mg) 1T, 복용
- Domperidone(10mg) 1T, 복용

③ 불면시

처방예

- Zolpidem(10mg) 1T, 취침전 복용(65세 이상의 경우 0.5T만 적용)
- Triazolam(0.25mg) 1T, 취침전 복용(65세 이상의 경우 0.5T만 적용)

④ 불온시

처방예

- Haloperidol(5mg) 1A, 근주(IM)

⑤ 일시적인 통증시

처방예

- Loxoprofen(60mg) 1T + Mucosta(점막보호제, 100mg) 1T
  (loxoprofen 하루 3회까지 6시간 이상 간격을 두고 가능)
- Acetaminophen Supp(25mg) 1개, 삽항

통증의 원인은 제각각. 처방하기 전에 반드시 진찰하고, 어떠한 통증인지 확인한다.

NSAIDs 를 처방할 때에는 혈압도 체크. 급격하게 혈압이 떨어지는 경우가 있다. 또, 위점막보호약도 처방한다. 천식의 병력도 체크한다.

⑥ 경련시

- 의사 호출

처방예

- diazepam(10mg) 1A, IM 또는 IV
- lorazepam(2mg) 1A, IM또는 IV
  (호흡이 억제될 경우가 있이 때문에, 원칙적으로는 의사 입회하에 ambu를 준비하고 실행하는 것이 좋다. 하지만 경우에 따라서는 PRN으로 적용가능)

지시표[오더지(Order)] 작성 방법 ③

수액 및 주사와 관련된 오더(IV order)

① 금식(절식)

- 5DNK2 500mL + Gaster 1ⓐ + Ascorbic acid(vit. C) 1ⓐ MIV+ vitamedin 1ⓐ MIV
  … 0°~8°, 수액주사
- 5DS 500mL + KCl 1ⓐ + Gaster 1ⓐ MIV
  … 8°~16°, 수액주사
- 10DW 500ml + NaCl 2ⓐ + KCl 0.5ⓐ MIV
  … 16°~24°, 수액주사

상기는 1세트, 1일분의 투여량

② 금식(절식)

- Solyugen G 500mL
  … 0°~6°, 수액주사
- Soldem 3A 500mL
  + Gaster −주 1A
  + vitamedin 주 1V
  … 6°~12°, 수액주사
- Bfluid 500mL
  … 12°~18°, 수액주사
- Soldem 3A 500mL
  + Gaste −주 1A
  … 18°~24°, 수액주사

상기는 1세트, 1일분의 투여량

금식(절식)

"3번투여" 란, 500mL의 수액을 1일 3병 투여하는 것, 1병 8시간 X 3병 = 24시간(일)
"4번투여" 는, 앞과 동일하게 500mL의 수액을 1일 4병 투여한다.

세포외액, 유지액을 사용하고, 비타민(특히 VB1), H2 blocker 를 첨가한다. 금식하면 위장에 부담이 매우 증가하기 때문.

0°~8° = (오전) 0시~8시는 시간을 나타낸다.

기본적인 윤액량

체중 10kg까지	100mL/kg/일
10~20kg	1000mL + 50mL/kg/일
20kg 이상	1500mL + 20mL/kg/일

예를 들면, 12kg일 경우	1000 + 2 X 50 = 1100mL
60kg일 경우	1500 + 40 X 20 = 2300mL

그 외 수액 포인트

"없애기"라는 지시를 볼 경우가 있지만, "없애기"라는 것은, 당뇨병 환자의 수액안에 포도당을 없애기 위함으로, 인슐린을 혼주하는 것을 말한다.
glucose 5g에 Humulin R을 1단위 혼주한다.
예를 들면, Soldem 3A 500mL에는, 23g의 glucose가 함유되어 있다. 따라서, 4~5단위의 인슐린을 혼주하면 된다. 다만, 최대 30단위 정도까지(후루카릭 3호는 glucose 250g이 들어 있으나, 50단위를 넣지는 않는다.)

1일 필요량

Na	5g
K	3g
포도당	10g/kg
단백질	1g/kg
지방질	0.5g/kg

덧붙여서…

NaCl	1g=17mEq
KCl	1g=13mEq
포도당	1g=4kcal
단백	1g=4kcal
지방질	1g=9kcal

역자 주 – 11

- 주-10에서 말한 것과 마찬가지로 일본과 달리 우리나라 병원에서는 수액을 이렇게 복잡해서 오더내는 경우는 드물다. 대부분은 "5DS 1L + Beecom 1ⓐ MIV 40cc/hr" 요렇게 간단하게 내는 경우가 더 많다. 더 알아보기 위해서는 윗년차 및 스텝 선생님들의 오더를 참고해 보세요.

지시표[오더지(Order)] 작성 방법 ④

검사와 관련된 오더(Lab and Study Order)

● Ccr(Creatinine clearance)

검사전일 • 24시간 소변(Ccr용) 수집시작
검사당일 • 수집된 24시간 소변제출
이때 채혈도 같이한다(혈청 Creatinine 등).

채혈도 제출(혈청 creatinine, etc)

● CT, 복부초음파, GFS(상부소화관내시경검사)

검사당일 • 식사대기

검사시간에 따라, 당일 아침 또는 점심 식사를 "대기"나 "중지"로 한다.

● CFS(대장내시경검사)

검사전일	• PEG(polyethylene glycol) 6포(3L) 복용 … 21°에 복용
검사당일	• 식사중지(금식) • 남은 PEG 2포(1L) 추가복용 니후렉 가루 1봉지를 2L의 물에 내복 • 가스콜 2포(10ml)를 PEG 추가 1L에 섞어서 복용한다. … 검사 3~4시간 전에 복용하는게 일반적

Ga-67 신티그래프(Gallium-67 scintigraphy)

검사전일	• Dulcolax(bisacodyl) 2T, 자기전 경구투여
검사당일	• 금식 • 글리세린 관장(Glycerin enema) 120mL 검사전까지 관장 완료

관장의 지시

- 경우에 따라 혈압이 하강하는 경우가 있기 때문에, 혈압이 낮은 사람에게는 시행하지 않는 편이 좋다.
- 환자의 반응을 보기 위해 먼저 GE 60mL부터 시작하는 경우가 나올 때도 있다

지시표[오더지(Order)] 작성 방법 ⑤

당뇨병환자의 혈당조절과 관련된 오더

〈정해진 규정〉

당뇨병으로 인슐린을 도입하고 있는 환자에 대해, 인슐린의 투여량, 투여 횟수, 종류를 기재한다.

아침식사전 – 점심식사전 – 저녁식사전 – 자기전의 순서로 기재

• 4회 규정의 예

Novorapid	4–4–4–0(단위)
Lantus	0–0–0–4
↑	↑
인슐린의 종류	인슐린의 단위(0.1cc = 1단위)

〈슬라이딩 스케일〉

혈당 컨트롤이 좋지 않는 환자나 금식(절식) 환자, 수술 후 당뇨병약의 내복이 불가능한 환자에 대해, 혈당치로 인슐린 양을 정한다.

• 슬라이딩 예

혈당 3회 측정(매 식사 전)

BS 3 검

BS	200~250 Novorapid		2단위
	251~300		4
	301~350		6
	351~400		8
	401 이상	의사 호출	
BS	70 이하	의사 호출	
		50% TZ 20mL 내복, 또는 희석하여 정주	

약어 TZ : Traubenzucker 포도당

혈당치가 200~250이라면 HR(Humulin R)을 2단위 투여하라는 것

인공호흡기 설정의 예

$EtCO_2$, Pmax를 보면서 조절. $EtCO_2$의 상승, 하강시, f로 CO_2를 컨트롤하는 경향이 많지만, TV로 증감하는 쪽이 적합하다.

● 40세 남성, 170cm, 70kg 의 경우

모드 : CMV

(1회환기량) TV	500mL
(호흡기) f	12회/분
(피프) PEEP	5cm H_2O
(프레셔 서포트) PS	0cm H_2O
(흡수산소분압) FiO_2	SpO_2, 혈중가스(ABGA)를 보면서 조절 처음에는 60%로 설정

Pmax 20 이하가 되도록 한다.

TV를 보면서 조절한다. 간질적 변화가 있는 경우, PS를 걸지 않으면 TV가 유지되지 않는 경우가 있다

〈인공호흡기의 weaning의 조건〉

이탈하는 것

조건 CPAP
PS 5
PEEP 5
으로도 호흡상태가 나쁘지 않으면, 이탈을 시도해 본다.

FiO_2는 마스크로도 조절 가능 하기 때문에, 나이에 상관없다.

[약어]
CMV : continuous mandatory ventilation 지속적 강제환기
TV : tidal volume, 일회 환기량(보통 체중 × 10mL/kg)
PEEP : positive end-expiratory pressure 호기말 양압
PS : pressure support 흡기시 압력지원
$EtCO_2$: end-tidal carbon dioxide 호흡말기 이산화탄소농도
Pmax : max pressure 최고 기도내압
CPAP : continuous positive airway pressure 지속적 기도양압법

산소투여와 FiO_2

코 cannula(NC)

유량(L/분)	FiO_2
1	0.24
2	0.28
3	0.32
4	0.36

산소 마스크(FM)

유량(L/분)	FiO_2
5~6	0.40
6~7	0.50
7~8	0.60

Low-flow 시스템

1회환기량·호흡수·호흡의 패턴에 따라 정확한 FiO_2가 투여되지 않을 수도 있다.

벤츄리 마스크(VM) 〈코마(조절관)의 색〉

코마에 써있는	유량(L/분)	FiO_2
2(청)	4	0.24
3(황)	4	0.26
4(백)	6	0.31
6(녹)	8	0.35
8(적)	8	0.40
12(주황)	10	0.50

High-flow 시스템

언제나 정확한 FiO_2를 환자에게 공급이 가능하다.

조절관에 맞는 산소유량이 쓰여져 있기 때문에, 체크하고 나서 사용합시다.

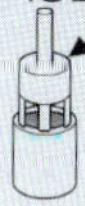

리저버 마스크(RM)

유량(L/분)	FiO_2
6	0.60
7	0.70
8	0.80
9	0.80 이상
10	0.80 이상

Low-flow 시스템

- 위에부터 순서대로 FiO_2를 높여 가는 것이 일반적. 다만, 정확한 FiO_2로 투여를 원할 경우, 산소마스크가 아닌 벤츄리 마스크를 사용한다.
- 코 cannula는 코가 건조해 지기 때문에, 최대 3~4L 까지.

환자식사와 관련해서

〈칼로리 정하는 법〉

최적 BMI

(환자의 신장(m))^2 × 22 × (25~30)

표준체중

생활강도에 맞추어, 안정적인 움직임이 제한 되어 있다면 25, 비교적 평범한 생활을 하고 있다면 30

칼로리 이외에도, 상태, 질환에 따라 각각의 식사 오더가 있다.

㈎

고혈압 : 염분제한(7g 이하)
당뇨병 : 에너지컨트롤식
신부전 : 단백제한식
warfarin 내복환자 : warfarin식(비타민 K 제한식)

[약어]
NC : nasal cannula
FM : facial mask
VM : venturi mask
RM : reservoir mask
FiO_2 : fraction of inspired oxygen, 흡입산소 농도

사망진단서 작성 방법

사 망 진 단 서

(시체검안서)

(별지 7호서식) 〈개정 '94. 9. 27〉

1	성 명		2	성별	남, 여	3	주민등록번호	
4	실제생년월일	년 월 일	5	직 업				
6	본 적							
7	주 소							
8	발 병 일 시	년 월 일 시 분(24시각제에 의함)						
9	사 망 일 시	년 월 일 시 분(24시각제에 의함)						
10	사 망 장 소	주소						
		장소	① 주택내 ② 의료기관 ③ 시설기관(양로원, 고아원 등) ④ D.O.A ⑤ 산업장 ⑥ 공로(도로, 차도) ⑦ 기타(구체적으로 기술)					
11	사망의 종류	① 병사 ② 외인사 ③ 기타 및 불상	㉮ 교통사고 ㉯ 불의의 중독 ㉰ 불의의 추락 ㉱ 불의의 익사 ㉲ 자살 ㉳ 타살 ㉴ 기타 사고사					
12	사망의 원인 ※(나)(다)에는 (가)와 직접 의학적인 인과관계가 명확한 것만 을 기입한다.	I	(가) 직접사인	발병부터 사망까지의 기간				
			(나) 중간 선행사인					
			(다) 선행사인					
		II	I 과 관계없는 기타의 신체상황					
		수술의 주요소견		수술 년월일	년 월 일			
		해부의 주요소견						
13	외인사의 추가사항	사 고 발 생 일 시	년 월 일 시 분(24시각제에 의함)					
		사 고 종 류	① 교통사고 ② 불의의 중독 ③ 불의의 추락 ④ 불의의 익사					
		사고발생 장소 및 상황	주소					
			장소	① 주택내 ② 공공건물 ③ 산업장 ④ 공로(도로, 차도) ⑤ 휴양지 ⑥ 시설기관(양로원, 고아원 등) ⑦ 기타(구체적으로 기술) ⑧ 잘모름				
			상황	가. 근무중 나. 근무이외의 시간				

위와같이 진단함.

발행일 년 월 일

의료기관

주소 및 명칭

면허번호 제 호 의사 성 명 (인)

※ 주의 : 사망신고는 1월 이내에 주소지 읍.면.동 또는 본적지에 신고하여야 합니다.

31312-02011일
'94.6.17 승인

210㎜×297㎜
(신문용지 54g/㎡)

<table>
<tr><td rowspan="2">사
무
명</td><td colspan="4" rowspan="2">사망진단서(사체검안서)
발급신청안내</td><td rowspan="2">관
련
부
서</td><td>처리부서</td><td>지도감독</td></tr>
<tr><td>시립병원
서 무 과</td><td>시의약과</td></tr>
<tr><td>사무
내용</td><td colspan="7">환자가 사망하였을 때 사망하였음을 진단(검안)하는 민원사무임.</td></tr>
<tr><td rowspan="8">처
리
과
정</td><td>접 수 처</td><td>시립병원</td><td>경 유 처</td><td></td><td colspan="2">처 분 청</td><td>병 원 장</td></tr>
<tr><td>대조공부</td><td>진료기록부</td><td>비치대장</td><td>발급대장</td><td colspan="2">처리기간</td><td>1일</td></tr>
<tr><td>최종결재</td><td>계 장</td><td>수 수 료</td><td>진 단 서
2,000원
검 안 서
5,000원</td><td colspan="2">면 허 세</td><td>없 음</td></tr>
<tr><td>현장조사사항</td><td colspan="6"></td></tr>
<tr><td>처리요건</td><td colspan="6"></td></tr>
<tr><td>후속민원</td><td colspan="6">1개월이내 주소지 읍, 면 동사무소 또는 본적지에 신고해야 합니다.</td></tr>
<tr><td>처리흐름</td><td colspan="6">환자사망 → 의사진단 → 성 안 → 대장정리 → 관인날인 → 교부
(진료과) (진료과) (원무계) (원무계) (민원인)</td></tr>
<tr><td colspan="7" style="display:none"></td></tr>
<tr><td>근거
법규</td><td colspan="7">의료법시행규칙 제13조</td></tr>
<tr><td>구비
서류</td><td colspan="7"></td></tr>
<tr><td>처리
요령
및
유의
사항</td><td colspan="7"></td></tr>
</table>

역자 주

의사가 작성할 수 있는 (또는 해줘야 하는) 문서들에 대해서...

- 의사가 되고 나면 작성해야 하는 문서들이 정말 많습니다. 엄밀히 따지면 초진 기록지와 경과 기록지도 이러한 문서의 일종이라고 할 수 있습니다. 이 중 초진 기록지[외래, 입원(이 경우에는 입원 기록지라고 표현합니다)], 경과 기록지[외래(이 경우에는 재진 기록지라고 표현합니다), 입원]는 사실 엄밀히 따지면 의사들 자신을 위한 기록이라 할 수 있습니다. 우리 인간의 기억력은 한계가 있기 때문에 모든 내용을 다 기억할 수는 없죠. 때문에 환자를 진료하면서 기록을 남길 필요가 있고 이러한 기록들은 환자의 진단과 치료에 대한 계획을 세우는데 큰 도움이 됩니다. 따라서 이러한 기록지(초진, 경과)들은 작성을 하는데 있어서 일정한 form이 있긴 하지만, 의사 개개인의 필요에 따라 변형이 가능하며, 또 내용을 기록하는데 있어서 영어로 쓰기도 하고, 약어도 쓰는 등 나름의 자율성이 있습니다. [아, 물론 그렇다고 해서 완전 본인 맘대로 적는다는 건 아닙니다. 오해하지 마세요. 나름의 규격과 규칙은 있죠. 예를 들어 C.C(주증상, chief complaint) 다음에 P.I(현병력, present illness) 그리고 PHx.(과거력, past history), SHx.(사회력, social history), R.O.S (계통적 문진, review of system), PEx (신체검사, physical examination) 등등 으로요. 자세한 건 앞에서 다뤘으니 생략하겠습니다.]
- 하지만 최근의 의료현실에서는 의료사고나 분쟁과 관련해서 이러한 의무기록지들이 증거나 단서로서 중요한 역할을 하는 경우가 많습니다. 또한 이렇게 극단적인 예를 들지 않더라도 사보험에서 환자에게 보험금을 줄 때 이러한 초진, 재진 또는 입원, 경과기록지를 요구하는 경우가 많습니다. 또 이러한 의무기록지들은 환자를 협진의뢰하거나 전과 또는 다른 병원으로 전원할 때도 같이 제공되는 경우가 많습니다. 따라서 여러분들은 의무기록지는 '내 얼굴이다'라는 마음가짐으로 의사생활 초기부터 이러한 의무기록지 작성에 주의를 기울이는 것이 좋겠습니다. (물론 병원 생활이 바쁘고 당직에, 스태프 오더에, 윗년차 오더에 잠도 제대로 못자고 바쁜 점은 충분히 이해갑니다. 하지만 그래도 의무기록지 작성에는 좀 더 신경을 써야 하겠습니다. 병원에 따라서는 의무기록지 작성이 부실하거나 없는 경우에는 휴가를 못가게 하는 곳도 있습니다.__;)
- 또 이러한 문서외에도 소견서, 의뢰서, 각종 등급서(장애등급, 치매등급, 요양등급 등), 각종 진단서, 그리고 여기서 설명하는 사망진단서(또는 시체검안서) 등 의사가 작성해야 되는 문서는 정말 많습니다. 이러한 문서들마다 나름의 작성법이 있는데 이 모두를 소개하기에는 지면이 허락하지 않고, 또 실제로 여러분들에게 도움이 되지 않을 것 같습니다. 따라서 여러분들은 스태프 또는 윗년차 선생님들이 이러한 문서를 어떻게 작성하는지 참고하시길 바라며, 다만 여기서는 여러분들이 알아야 할 몇 가지 사항에 대해서만 간단히 알려드리고 마무리하도록 하겠습니다.
- 문서 작성의 요령
  ① 너무 단정적인 표현은 피하는 게 좋습니다. 왜냐하면 나중에 이게 시비거리가 될 수 있습니다. 인간의 신체는 변화무쌍하며, 또 진단명과 증상이 변할 수도 있고, 또 환자마다 예후가 다를 수도 있습니다. 이 점을 명심하셔서 조금 변화의 여지를 남겨두는 문장을 기술해 두는 것이 좋겠습니다(예시 1: 단, 본 진단명은 추후 검사와 경과변화를 통해 변경될 수 있음; 예시 2: ... 따라서 향후 경과 관찰 및 외래 투약이 요구될 수 있습니다. 등).
  ② 환자의 요구나 필요에 대해서 의학적인 소견을 벗어나지 않고, 법적인 테두리에서 문제가 되지 않는 한 귀를 기울여 반영해줄 수도 있어야 합니다. 사실 진단명이나 글 내용자체가 일종의 의사의 주관적인 판단이 들어가는 경우가 많습니다. 이 경우 굳이 원칙대로 하기보다는(역설적이지만 원리원칙을 따지는 게 원리원칙에 맞지 않을 수가 있습니다) 어느 정도의 융통성이 필요합니다(의사생활하다보다 이 말을 알게 될 겁니다^^).
  ③ 설명을 할 때는 쉽고, 간편한 표현이 좋지만 이러한 문서(특히 의뢰서, 소견서, 진단서 등) 다소 딱딱한 문어체의 문장들을 사용하는 것도 필요합니다. 예를 들면 협진의뢰시 협진 내용만 쓰기보다는 '... 고진선처 부탁드립니다. 감사합니다.' 이런 식의 표현을 사용해주는 것이 조금 더 협진을 받는 입장에서 좋게 생각이 될 것입니다.

사망진단서 작성법

- 사망진단서와 시체검안서는 근본적으로는 죽은 자를 대상으로 진단을 내리는 문서이기에 같은 문서양식을 사용합니다. 다만, 사망진단서와 시체검안서는 다음과 같이 구별됩니다.
  ① 사망진단서 : 사람의 죽음을 증명하기 위한 증명서로 의사 자신이 진료 중이던 사람이 진료한 사실이 있은 지 이틀(48시간) 이내에 사망하였을 때 발행할 수 있습니다.
  ② 시체검안서 : 사람의 죽음을 증명하기 위한 증명서라는 점은 사망진단서와 같으나 사망진단서에 해당되는 시체 이외(앞에서 보았듯이 많이 까다롭죠?)에 모든 죽음을 증명할 때에는 이러한 시체검안서로 문서가 나가게 됩니다.
- 사실 사망을 신고할 때 시체검안서로 나가게 되면 유가족들이 불편함이 있기에 대부분의 경우 사망이 임박하였을 때는 병원에 입원을 하게 되거나 또는 집에서 사망한 경우라도 바로 응급실로 모시고 오는 경우가 많습니다.
- 사망진단서와 시체검안서의 작성 요령
  ① 사망한 사람의 확인에 해당되는 항목(성명, 성별, 주민등록번호, 실제 생년월일, 직업, 본적, 주소)는 확인된 대로 사실대로 기재하는 것이 원칙입니다, 다만, 알 수 없는 부분은 '알 수 없음'이라 명확히 기재하면 됩니다(의사는 행정소사가가 알 수 없는 부분까지 조사해서 찾아서 적어야할 의무는 없습니다).

② 발병 일시는 신이 아닌 이상 100% 정확히 알 수는 없습니다. 더군다나 분까지 적을 수는 정말 없죠. 따라서 결국은 대략적으로 적을 수 밖에 없는데 이 시점은 '증상이 발병한 시점', '선행질병을 진단한 시점', '병원에 내원한 시점' 등 의사의 판단에 따라 다양하게 적을 수 있으며, 아무 정보도 알 수 없는 경우는 '불상'으로 기술 하여도 무방합니다.

- 그 외 자세한 내용들은 의사협회에서 사망진단서(시체검안서) 작성과 관련되어 배포한 자료를 인용하여 소개해 드리도록 하겠습니다.

사망진단서 기재방법

- 사망진단서, 시체검안서는 같은 서식을 사용하므로 해당되지 않는 부분은 두 줄로 지우고 날인한다(예: 사망진단서(~~시체검안서~~), 진단(~~검안~~)함).
- 성명, 성별, 주민등록번호, 실제 생년월일, 직업, 본적, 주소는 주민등록증 등의 증명서와 가족의 확인을 거친 후 기재한다.
- 발병일시 : 가장 앞선 사망원인 발병시기를 구체적으로 적는다. 정확한 일시를 모를 경우에는 '0년 0월 0일 (추정)'으로 기입한다.
- 사망일시 : 가족이나 목격자의 진술에 의한 경우에는 사후변화와 모순되는 점이 없는 가를 확인하고 진술내용과 진술자를 함께 적는다.
- ① 사망종류 : 선행사인에 의거하여 한 가지만 선택하며, 질병의 원인으로 손상이 생긴 경우는 '병사', 외상의 합병증으로 인한 질병사망의 경우는 '외인사'에 표시한다.
  ▶ 외인사인 경우에는 '외인사의 추가사항'에 사망상황에 대한 내용을 기입
- ② 사망원인 : 사망에 이르게 한 질병, 손상·사고를 기입하는 난으로 통계청에서 사인을 판단할 수 있도록 사망원인 기입원칙에 따라 기재한다.
- ③ 발병부터 사망까지의 기간 : 년, 월, 일, 시, 분을 알 수 있는대로 기재하거나 즉시, 00시간, 00개월 등으로 기재하며 누락되지 않도록 주의한다.
- ④ (가) 내지 (라)와 관계없는 기타의 신체상황 : 사인과 직접 관계는 없으나 사인에 영향을 미친 상병명을 기재한다. ▶ 영아 사망의 경우에는 영아 사망에 영향을 준 모의 신체 상황(질병명) 기재
- ⑤ 수술의 주요소견, 해부의 주요소견 : 사인과 관련된 수술을 하였거나 부검을 한 경우에 해당내용을 기재하고 그렇지 않은 경우는 사선을 긋고 날인한다.
- ⑥ 외인사의 추가 사항 : 외인사를 일으킨 사고내용을 기재하며 다른 사람의 설명에 의한 것이라면 '00설명'이라고 덧붙인다.
- 마지막으로 날짜와 의료기관명, 면허번호, 성명을 적고 날인한다.

병사인 경우

11	① 사망의 종류	● 병사 ② 외인사 ③ 기타 및 불상	㉮ 교통사고 ㉯ 불의의 중독 ㉰ 불의의 추락 ㉱ 불의의 익사 ㉲ 자살 ㉳ 타살 ㉴ 기타 사고사		
12	② 사망의 원인 ※ (나)(다)(라) 에는 (가)와 직접 의학적 인과관계가 명확한 것만을 기입합니다.	(가) 직접사인	흡인성 폐렴	③ 발병부터 사망까지의 기간	2개월
		(나) (가)의 원인(중간선행사인)	뇌경색		6개월
		(다) (나)의 원인(선행사인)	고혈압성 심장질환		약 2년
		(라) (다)의 원인			
		④ (가) 내지 (라)와 관계없는 기타의 신체상황	Ⅱ형 당뇨병		
		⑤ 수술의 주요소견	㉠	수술연월일	년 월 일
		⑤ 해부의 주요소견			

외인사인 경우

11	① 사망의 종류	① 병사 ● 외인사 ③ 기타 및 불상	㉮ 교통사고 ㉯ 불의의 중독 ㉰ 불의의 추락 ㉱ 불의의 익사 ● 자살 ㉳ 타살 ㉴ 기타 사고사		
12	② 사망의 원인 ※ (나)(다)(라) 에는 (가)와 직접 의학적 인과관계가 명확한 것만을 기입합니다.	(가) 직접사인	익사	③ 발병부터 사망까지의 기간	즉시
		(나) (가)의 원인(중간선행사인)			
		(다) (나)의 원인(선행사인)			
		(라) (다)의 원인			
		④ (가) 내지 (라)와 관계없는 기타의 신체상황	㉠		
		⑤ 수술의 주요소견	㉠	수술연월일	년 월 일
		⑤ 해부의 주요소견			
13	⓪ 외인사의 추가사항	사고 발생일시	2001 년 12 월 30 일 15 시 30 분 (24시각제에 의함)		
		사고종류	① 교통사고 ② 불의의 중독 ③ 불의의 추락 ④ 불의의 익사 ● 자살(방법기술) : 한강에 뛰어듦(가족설명) ⑥ 타살 ⑦ 기타(구체적으로 기술) : ______		
		사고발생 장소 및 상황 - 주소	㉠		
		사고발생 장소 및 상황 - 장소	① 주택내 ② 공공건물 ③ 산업장 ④ 공로(도로, 차도) ⑤ 휴양지 ⑥시설기관(양로원, 고아원 등) ● 기타(구체적으로 기술) : 한강(마포대교) ⑧ 잘모름		
		사고발생 장소 및 상황 - 상황	가 근무중 ● 근무이외의 시간		

검사와 관련된 요것저것 ①

혈액검사(Blood lab)

〈기준치〉

→ 132~137 페이지

〈혈액형〉

혈액형 판정은 통상 임상병리사가 하지만, 병원에 따라서는 본인(수련의)이 하지 않으면 안되는 경우도 있다(일본은 그런가 보다. ـــ; 우리나라 병원에서는 이런 경우는 거의 없다).

● 검사의 종류

① **혈액형판정시험 :**
ABO식 혈액형, Rh혈액형의 판정. 이것은 의사가 한다. 또한, 불규칙 항체 screening도 포함된다.

② T&S (Type and screen)
수혈 전에 하는 혈액형 시험, ABO형, Rh형, 불규칙 항체(−)를 확인하는 것.

③ **교차적합시험 :**
수혈용 혈액과 환자의 혈액을 준비하고, 부적합의 유무를 확인한다. 수혈전 마지막 체크

ABO형판정조견표

겉시험 ··············· 환자혈구 + 시약혈청

	항 A 시약(청)	항 B 시약(황)
A형	◉	○
B형	○	◉
AB형	◉	◉
O형	○	○

안시험 ··············· 환자혈장+시약혈구

	A 혈구	B 혈구
A형	○	◉
B형	◉	○
AB형	○	○
O형	◉	◉

◉ : 응집있음 ○ : 응집없음

검사와 관련된 요것저것 ②

심전도(EKG)

포인트 심전도는 우선 심전도가 나오는지 어떤지가 중요
전극을 대는 위치를 확실히 기억한다.

〈사지유도〉

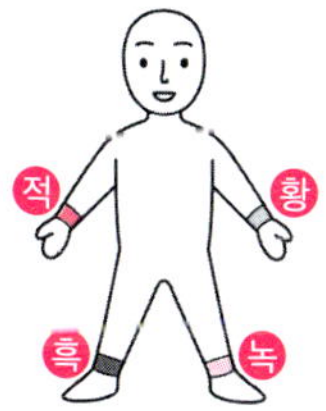

〈흉부유도〉

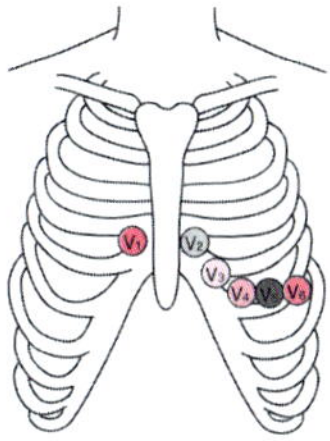

V_1 적색 : 제 4 늑간흉골우연
V_2 황색 : 제 4 늑간흉골좌연
V_3 녹색 : V_2와 V4의 중간
V_4 갈색 : 제 5 늑간쇄골중선상
V_5 검정 : V_4와 V_6의 중간
V_6 보라 : V_4의 높이로 왼쪽겨드랑이중선상

- **제 4 늑간 찾는 법**
  쇄골 밑 제일 첫번째 늑간이 제 1늑간. 또는, 흉골각 옆이 제 2늑골
  늑간이 잡히지 않는 경우는 유두 높이를 제 2늑간으로 한다.
- **전파가 나오지 않을 때**
  전극이 떼어져 있지는 않은지, 전극의 젤이 말라 있지는 않은지 체크한다.
- **심전도 설정**
  동상, 용지공급 25mm/초,
  감도는 10mm/mV

〈심전도 체크 포인트〉

① 심박수(HR)

PR 간격으로 조사한다. 미세한 눈금은 0.04초, 두꺼운 눈금(이하, 마스라고 한다.)은 0.2초. 즉, PR 간격이 1마스분이라면, HR : 300회/분, 이 된다. 이것만 기억하면, 2마스분은 300/2, 3마스분은 300/3으로 계산이 가능하다.

빈맥 : 100 회 / 분 이상
서맥 : 60 회 / 분 미만

② 전기축

I과 aVF의 QRS가 플러스인지 마이너스인지 본다.
다음은 오른쪽에 표에 맞추어 보는 것 뿐

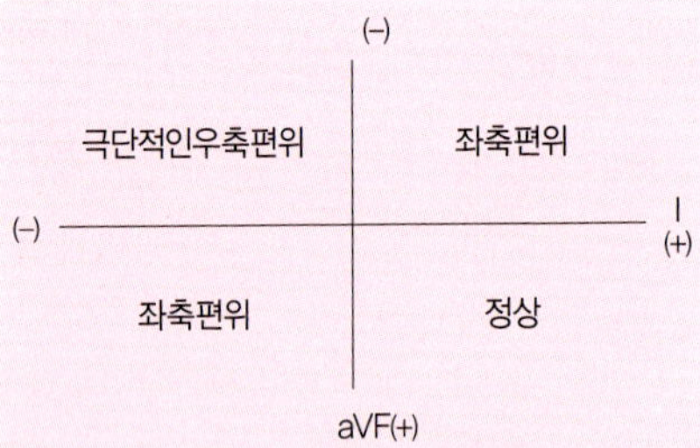

예를 들어, 1유도 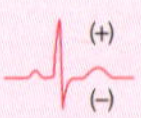 → +성분 쪽이 길기 때문에 (+)

aVF 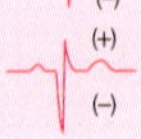 → – 성분 쪽이 길이 때문에 (–)

따라서, 좌축편의가 된다

③ 이행대, 회전

V_1~ V_6에서 상승하는 R과 하강하는 S의 크기가 바뀌는 곳이 이행대. 통상, V_3와 V_4 사이에 있다.
이행대가 V_1 방향으로 벗어났을 때 → 반시계회전
이행대가 V_6 방향으로 벗어났을 때 → 시계회전 이라고 부른다.

④ 전파의 정상치

PR(PQ) 시간 : 0.12~0.20초

QRS 시간 : 0.05~0.11초

QTc(QT 시간 / RP 시간) : 0.35~0.44초

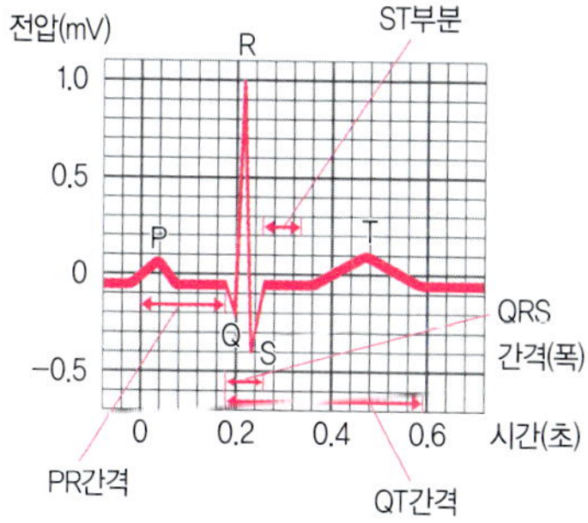

⑤ 전파의 주요한 진단

- P파 : 0.2mV이상으로 첨예 → 폐성 P, 우심부하
  이상성(2相性) → 승모 P, 좌심부하
- QRS파 : 0.12초 이상 → 각 block
  0.5mV이하 → low voltage
  (모든 유도로)
- PR(PQ) 시간 : 0.2초 이상 → AV 블록
- QTc : 0.45초 이상 → 심근장해,
  전해질이상(저 K, 저 Mg)
- ST 상승 → 급성심근경색

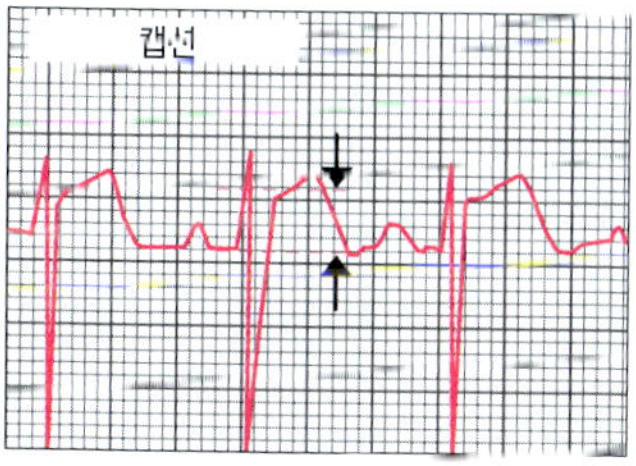

검사와 관련된 요것저것 ③

혈액가스분석(ABGA)의 요점

혈액가스분석의 목적은 2가지가 있다.

- 호흡상태 평가
- 산염기평형 평가

이 수치는 확실히 기억해 둡시다. 시설에 따라 기준치가 바뀌는 경우도 있으니 주의

〈기준치〉

PaO_2(동맥혈산소분압) : 80~100mmHg(PaO_2=100−0.3×연령)
$PaCO_2$(동맥혈이산화탄소분압) : 35~45mmHg
pH : 7.35~7.45
HCO_3^-(중탄산이온) : 22~26mEq/L
BE(잉여염기) : 0±2mEq/L
SaO_2 : 93~98%
$AaDO_2$(폐포기·동맥혈산소분압교차) : 10mmHg 이하

〈혈액가스 분석과 해석의 포인트〉

① 호흡상태 평가

먼저, PaO_2, $PaCO_2$에 주목하고, 호흡상태를 평가한다.
PaO_2로 폐포장해의 유무, $PaCO_2$로 환기장해의 유무를 볼 수 있다.

PaO_2↓ : 폐포장해, 환기장해, 순환장해
$PaCO_2$↑ : 폐포저환기
$PaCO_2$↓ : 폐포과환기

PaO_2 저하가 보여지는 경우에는, $AaDO_2$를 체크한다.
$AaDO_2$로는 폐포레벨 가스교환장해의 유무를 알 수 있다.

$AaDO_2$ 10mmHg <폐포레벨 가스교환장애있음
(환기·혈류비불균형분포, 확산장해, 정맥성 shunt)
$AaDO_2 = 7/3 \times FiO_2 - 1.25 \times PaCO_2 - PaO_2$

PaO_2

다음으로, $PaCO_2$를 체크한다. $PaCO_2$, $AaDO_2$를 조합하면 어떠한 환기장해가 있는지 파악 할 수 있다. 아래의 차트를 참고한다.

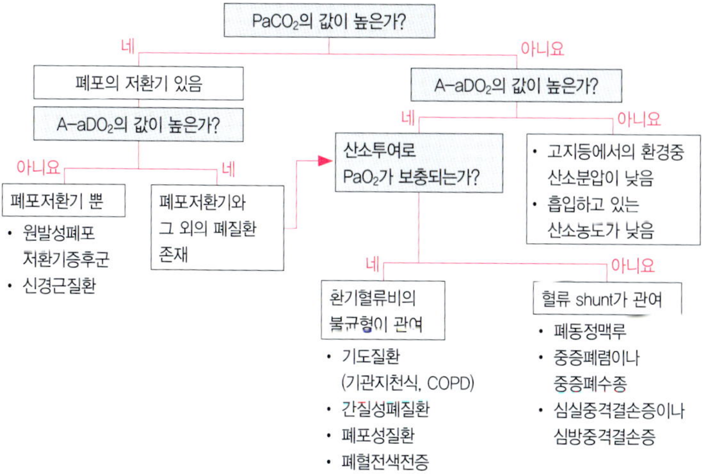

② 산염기평형 평가

pH로 acidemia, alkalemia가 있는지 확인한다. 그리고, 호흡성인지, 대사성인지를 생각한다.

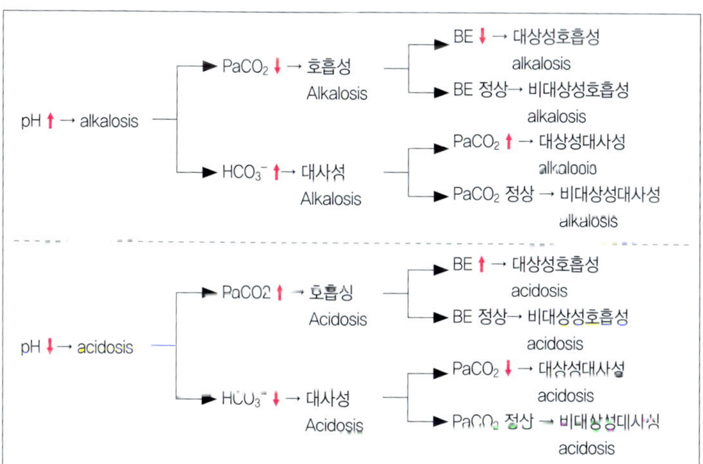

실제 임상에서는, 대사성장해, 호흡성장해가 합쳐진 혼합장해가 많다.

		pH	$PaCO_2$	HCO_3^-	BE
대사성 acidosis 호흡성 acidosis	급성호흡부전, 중증심부전등	↓↓	↑	부정	↓
대사성 acidosis 호흡성 alkalosis	폐수종, 폐경색 등	부정	↓↓	↓↓	↓
대사성 alkalosis 호흡성 acidosis	폐성심을 이뇨약이나 부신피질 호르몬으로 치료 했을 때 등	부정	↑	↑↑	↑
대사성 alkalosis 호흡성 alkalosis	뇌염, 수막염 등	↑↑	↓	부정	↑

대상성변화가 예측범위를 벗어나 있는 경우, 혼합성장해가 있는 것으로 볼 수 있기 때문에, 대상성변화의 예측치를 계산해 판단한다.

① 대상성 acidosis의 호흡성대상

$\Delta PCO_2 = 1.2 \times \Delta HCO_3^-$ (MAX : PCO_2 15mmHg)

② 대사성 alkalosis의 호흡성대상

$\Delta PCO_2 = 0.7 \times \Delta HCO_3^-$ (MAX : PCO_2 60mmHg)

③ 호흡성 acidosis의 대사성대상

급성: $\Delta HCO_3^- = 0.1 \times \Delta PCO_2$ (MAX : HCO_3^- 30)

만성: $\Delta HCO_3^- = 0.35 \times \Delta PCO_2$ (MAX : HCO_3^- 42)

④ 호흡성 alkalosis의 대사성대상

급성: $\Delta HCO_3^- = 0.2 \times \Delta PCO_2$ (MAX : HCO_3^- 18)

만성: $\Delta HCO_3^- = 0.50 \times \Delta PCO_2$ (MAX : HCO_3^- 12)

예문으로 확인해 봅시다.

pH = 7.31 PCO_2 = 28 HCO_3^- = 14인 경우,
pH로는 acidemia, HCO_3^- 저하로는 대사성장해를 생각해 볼 수 있습니다.
다음으로, 호흡성대상이 예측범위내인지 보도록 하겠습니다.
$\Delta HCO_3^- = 24 - 14 = 10$(←정상치와 비교했을 때 변화량)이기 때문에,
대상 $\Delta PCO_2 = 1.2 \times 10 = 12$가 됩니다.
ΔPCO_2 12에 PCO_2 28을 더하면 40이 되고, PCO_2는 정상범위내로 들어가기 때문에,
호흡성 대상뿐인(혼합성 나오지 않음) 대사성 acidosis로 진단 할 수 있습니다.

Δ을 계산 할 때, HCO_3^- = 24, PCO_2는 40을 정상치로 한다.

대사성 산증(metabolic acidosis)

혈청 HCO_3^- ≥ 16mEq/L이라면 치료 할 필요는 없지만, 고도의 비대사성 acidosis (혈청 pH < 7.2, HCO_3^- ≤ 12mEq/L)으로, meilong(중탄소) 정주에 의한 신속한 치료가 필요.
그리고 원인을 검색!!!

① 8.4% meilong 1mL = HCO_3^- 1mEq/L
② 중탄소투여량(mEq) = 체중 (kg) × [15 − HCO_3^- 농도] × VD*

*VD : volume distribution
HCO_3^- 11~15mEq/L일 경우 0.5
5~10mEq/L일 경우 1.0

②로 계산한 투여량의 반은 즉시 정주
나머지는 6~12시간에 걸쳐 투여.

다만, 이 치료는 체액량의 과잉을 악화시키거나, 이온화 Ca를 감소시키고, tetany를 일으키는 경우도 있다.

검사와 관련된 요것저것 ④

CT 소견 작성과 판독법

CT는 하얀~검정의 농도로 나타나는 영상으로, 무엇이 어떠한 농도로 찍히는지 알아두어야 한다.

	CT 값(HU)	
뼈	+ 1000	백
간·코 등의 실질	30~50	
물	0	
지방	− 50~ − 100	
공기	− 1000	흑

〈두부 CT〉

측뇌실체부 레벨(뇌경색)

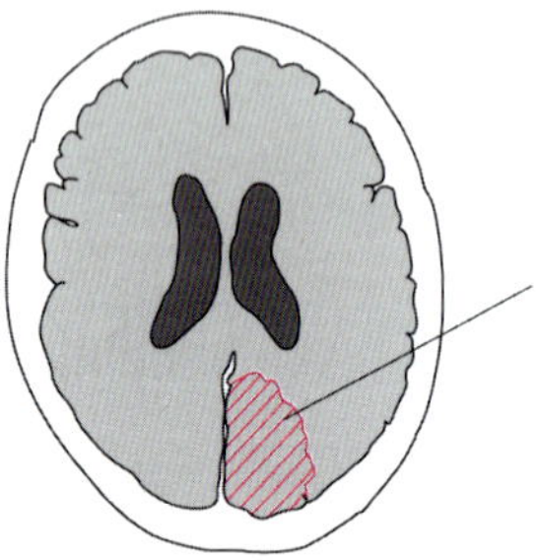

뇌경색은 발병 6시간쯤부터 희미한 LDA 로 보여지고, 시간이 지날수록 확연히 나타난다. 24시간 이내에는 CT상 뇌경색 진단은 할 수 없다.

Midline shift
정중편위
뇌부종이나 점거성병변에 따른 정중구조가 편위하고 있다는 소견

CT 값이 낮은(검정) 부분을 low density area(LDA)
CT 값이 높은(하얀) 부분을 High density area(HAD)이라고 한다.

준말 HU : hounsfeld unit CT 값의 단위

측뇌실전각, 렌즈핵. 시상을 지나는 레벨(피각출혈)

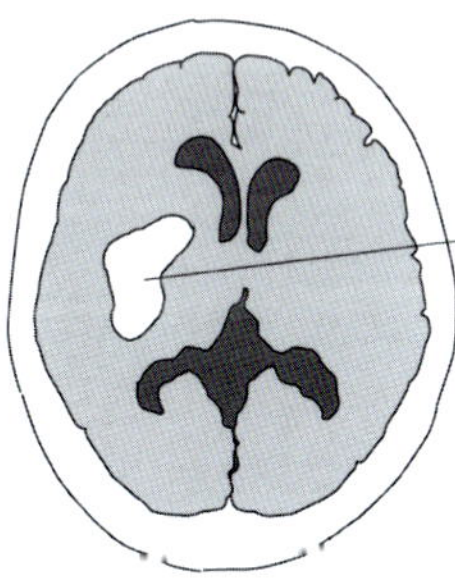

뇌출혈량의 추정

CT 상의 HAD

$$\frac{\text{세로(cm)} \times \text{가로(cm)} \times \text{높이(cm)}}{2}\text{(mL)}$$ → 30mL 이상으로 수술적응

〈흉부 CT〉

1. 종격조건

종격조건으로는 종양의 모양이나 석회화의 유무 동맥의 모양(해리의 유무 등), 뇌수의 유무, 림프절 종대를 평가한다.

흉골절흔레벨

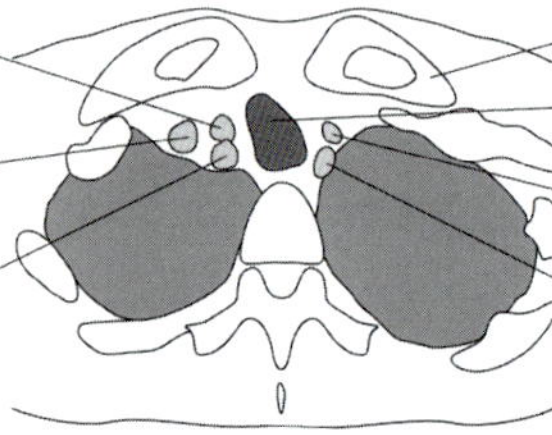

대동맥궁레벨(폐암)

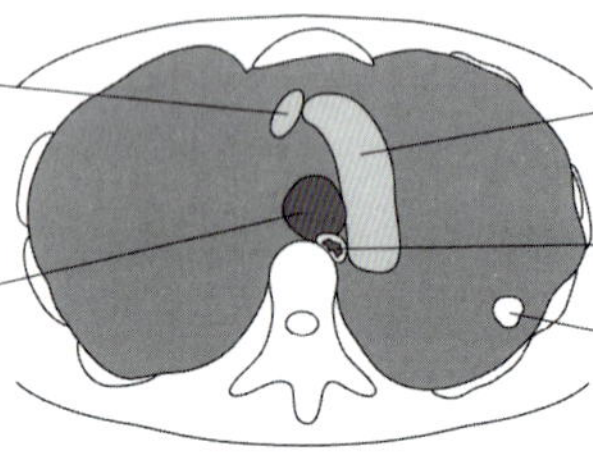

기관분기레벨(흉수)

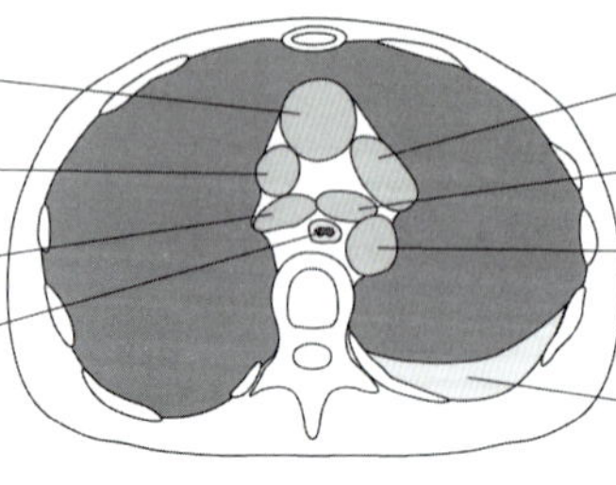

2. 폐야조건

대동맥활레벨

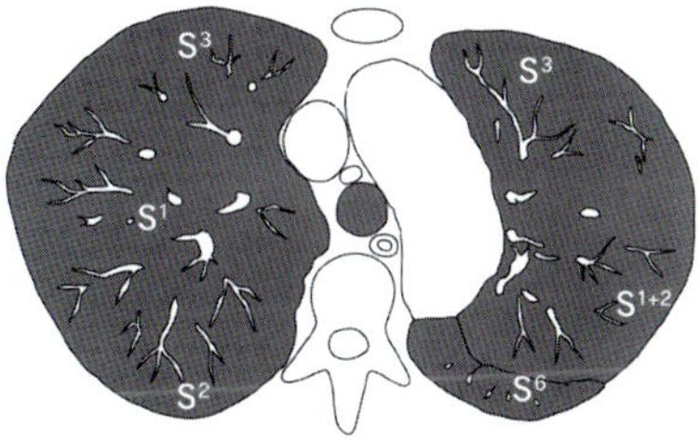

기관분기레벨

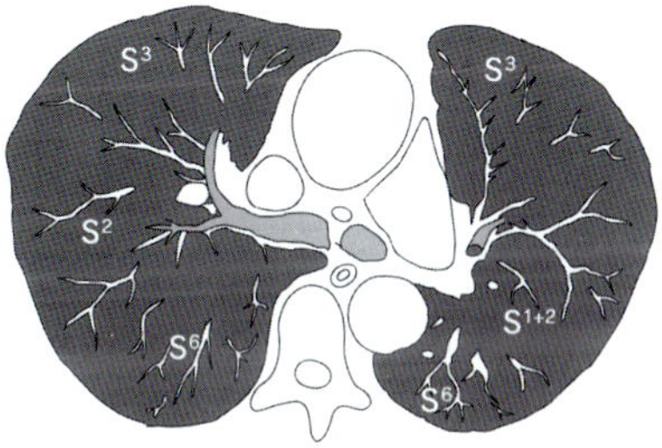

좌방레벨(폐렴)

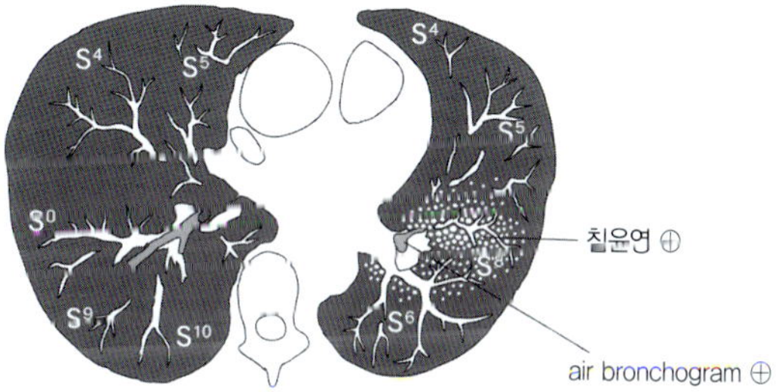

〈복부 CT〉

Th12레벨(간세포암)

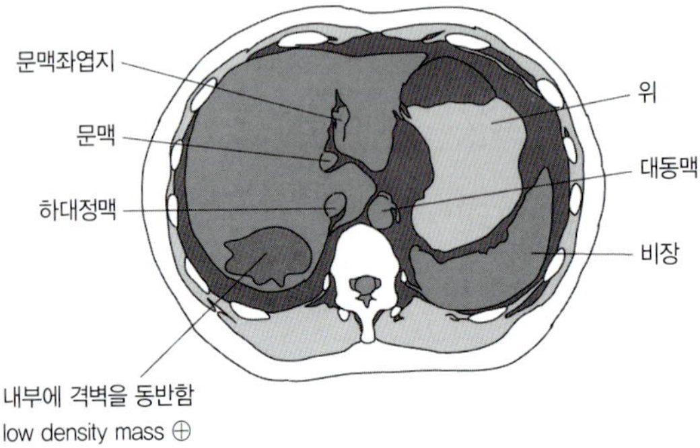

L1레벨(담낭결석)

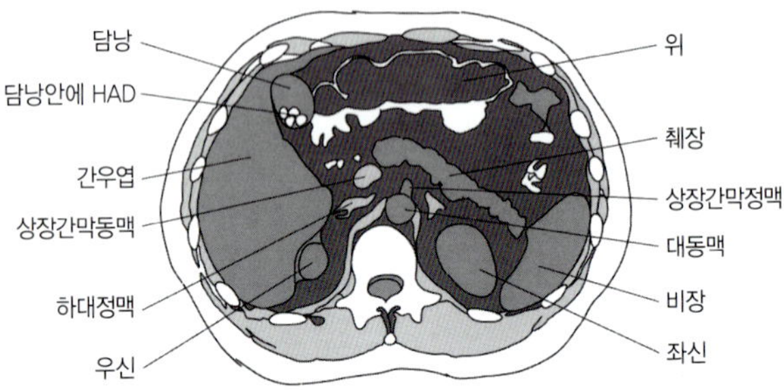

L2 레벨(hydronephrosis)

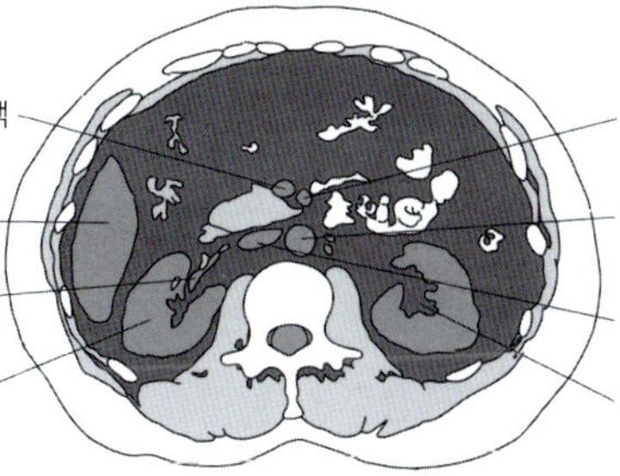

수술 전·수술 후의 관리 ①

수술전 준비

수술을 안전하게 행하기 위해서는, 수술전에 하는 검사나 준비해 둘 것이 있습니다. 시설에 따라, 또는 예정된 수술인지 긴급한 수술인지에 따라, 또한 수술의 종류에 따라 다르겠지만, 일반적인 사항을 열거해 보겠습니다.

〈수술전에 먹지 말아야 하는 약 체크〉

- 항혈전제

Pletal	2일전 중지
warfarin	4일전 중지
Epadel	7일전 중지
Panaldine Bayaspirin buffer-in	7~10전 중지
Plavix	14일전 중지

- 경구 당뇨병약 수술 당일 중지한다.
- 항정신병약 2주전에 중지
- 감초·마황등이 들어있는 한방약 2주전에 중지

〈준비할 것들〉

- 수술동의서
- 수혈동의서

〈필요한 검사〉

- 혈액검사(혈산, 간기능, 신장기능, 혈액형, 간염증의 유무, 응고제 등을 체크)
- 호흡기능검사, 혈액가스분석
- 심전도(심기능 저하가 의심되는 경우, 심장 echo 필요)
- 흉부 X선촬영
- 그 회 : 각 과에서 필요한 영상검사(CT, MRI, 혈관조영, 요로조영 등)

선배로부터의 조언

수혈이 필요한 경우, 교차적합 시험용 채혈을 잊지 맙시다.

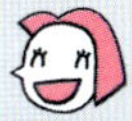

수술 전•수술 후의 관리 ②

수술 후의 오더(식사와 관련하여)

모든 경우에 전부 해당하는 것은 아니지만, 일반적인 경우 수술 후나 위장 질환의 치료 중일 때 처음에는 환자의 상태에 맞추어 식사를 죽이나 소화하기 쉬운 것으로 변경하고, 그 후에 환자 상태의 호전에 따라 천천히 점차적으로 보통의 식사로 바꾸어 가는 경우가 많습니다. 이러한 것을 '수술 후 식이지시(오더)'라고 표현합니다. 병원마다, 과에 따라, 또 스태프 선생님의 방침에 따라 다소의 차이가 있을 수 있습니다. 따라서 새로운 과를 돌게 되어서, 처음으로 식사오더를 낼 때에는 윗년차와 상의하는 것이 좋겠습니다(안그러면 오더 이상하게 냈다고 스태프 선생님에게 깨질 수도 있겠습니다!! ——;).

㉄ 출혈성위궤양 진단으로 clipping 한 환자.
clipping 시행 후, 5일째에 내시경으로 clipping 한 부위에 출혈 등의 문제가 없는지 확인했다. 내일부터 식사 시작. 3식 식사법을 시행한다.

	6일째	7일째	8일째	9일째	10일째
아침	유동식	연식-A	연식-B	연식-C	보통식
점심	유동식	연식-A	연식-B	연식-C	보통식
저녁	유동식	연식-A	연식-B	연식-C	보통식

역자 주

일본책이므로 우리나라의 현실이나 용어와는 다소의 차이가 있을 수 있습니다. 우선 여기서 말하는 유동식은 흔히 말하는 미음, Liquid diet(LD)이죠. 건데기가 전혀없는. 그리고 연식은 흔히 말하는 죽, 즉 SD(Soft diet)입니다. 그런데 일본에서는 이러한 죽을 3단계로 나눠서 연식-A만 해도 거의 미음(LD, 유동식)에 가깝지만 갈수록 알갱이가 굵어져서 연식-C 정도만 되면 거의 정상식이[보통식, RD(regular diet)]에 가까워진다고 보면 됩니다. 이것을 3식 식사법(하루 3끼 식사 후 계속적으로 식이 형태를 바꿔가는 것을 말함)이라고 합니다. 대개의 경우 이런 식으로 식이를 점차적으로 바꿔가는 것이 수술이나 위장질환으로 인한 금식 후에는 환자의 위장에 무리가 안가면서 적응하는데 도움이 되는 것으로 알려져 있습니다.

2

알면 도움이 되는 약에 대한 노하우

처방전 읽고 작성하는 방법

진료기록지에, ○○○(약의 이름) 3g 3 × 라든지, 1 × v.d.s 라고 자주 쓰여 있는데, 그 것이 대체 무엇을 말하는 것인지 해석 해 보겠습니다.

〈예 1〉	fragile	(250mg)	4정	4×
	①	②	③	④
〈예 2〉	fragile	(1000mg)		4×
	①	②′		④
〈예 3〉	Takepron OD정	(15mg)	1정	1 × M
	①	②	③	④′

① → 약의 이름

② → ①번 약의 1정 또는 1캡슐의 내용량

③ → 들어갈 수 있는 용어가 다양하게(T, C, Sup, Syr) 있습니다. 자세한 의미는 다음과 같습니다.

T : Tab, 정제

C: Cap, 캡슐

Sup: Suppository, 좌약

Syr: Syrup, 시럽(액상) 등

그 외 Patch(패치, 주로 파스 등에 사용), Tube(주로 연고 등에 사용), Bottle(시럽제를 병으로 주는 경우도 있고, 가글액 등에 많이 쓰임) 등의 다양한 용어도 이용되고 있습니다.

④ → 하루 몇 번으로 나누어 환자에게 먹게 할건지를 나타낸다.

- 4 × 라면, 하루 4번에 나누어 먹으라는 것(분 4라고도 쓴다). 말하자면, 아침식사 후, 점심식사 후, 저녁식사 후, 취침전이 된다.
- 2 × 라면, 하루에 2번으로 나누라는 것.

②′ → 이 경우에는, 1000mg을 ④번과 같은 방법으로, 라는 의미.
다시 말하면, 〈예 2〉에 있어서는, 하루 4번, 한번에 250mg을 내복하라는 의미가 된다.
결코 한번에 1000mg을 하루에 4번이라는 것이 아니므로 주의.

④′ → 이 경우는 하루에 한번 내복으로,
M : 아침(Morgen)
T : 점심(Tag)
A : 저녁(Abend)
다시 말하면, 하루에 한번 아침에 내복하라는 의미.

그러나, 위에 나열한 예처럼 간단한 것만 있는 것은 아니다.
1 × v.d.s 등, 의미를 알 수 없는 것들이 붙어 있는 경우도 있다.

그럴 땐, 이것으로 해결!

v.d.s : 취침 전(vor dem Schlafen)
v.d.e : 식사 전(von dem Essen)
z.d.e : 식사 중(zwischen dem Essen)
n.d.e : 식사 후(nach dem Essen)
( )는 독일어

이제 겨우 익혔다면 예문으로 해 봅시다!

① Primperan(5mg) 3Tab 3 × M.T.A
→ Primperan 5mg의 정제를 1회 1정 하루 3번(아침·점심·저녁) 내복

② 불면시 Myslee(5mg) 1Tab 1 × v.d.s.
→ 불면시에 Myslee 5mg의 정제를 1정 취침전에 내복

- 앞에서 말한 것처럼 일본의학은 독일의 영향을 많이 받았기에 독일식 의학용어가 많이 녹아있습니다. 하지만 우리나라는 그렇지 않죠. 더군다나 이렇게 복잡하게 내는 경우는 드뭅니다. 따라서 우리나라의 흔한 경구약제 처방의 경우를 예시로 다시 들어보겠습니다.

예시)
① Tylenol 1T TID x 4d
② Tylenol 3T #3 x 4d
③ Muteran 1C QID x 7d
⑤ Stilnox 1T HS x 30d

우선 맨 앞에는 처방약제를 기술하고 그후에 1회 복용량[알약이면 T(Tablet), 캡슐이면 C(Capsule), 용액이면 cc 이런식으로 각각에 맞게 단위를 붙이나 이것은 기억할 필요 전혀없습니다! 보통 ocs(처방프로그램)에서 저절로 달아 줍니다.] 또는 전체 복용량을 기술하고 1회 복용량이라면 QD(하루 한번), BID(하루 두번), TID(하루 세번), QID(하루 4번) 등 이런식으로 횟수를 기록하고, 만약에 총 복용량이라면 당연히 분할(divide) 복용횟수를 #3 이런식으로 표시하게 됩니다.(대부분은 전자를 사용) 그리고 마지막으로 처방 총 일수를 기록하게 됩니다.

- 처방횟수에 대해서는 대표적으로 QD, BID, TID, QID 정도만 적었지만 경우에 따라 QDM(하루에 1번 식사와 함께라는 뜻, with meal), HS(자기전에 복용) 등 다양한 약어 용법을 사용할 수 있는데, 이 역시 요즘은 OCS 전산화가 되어있기에 어렵지 않습니다. 윗년차 오더 한번만 보세요~

적수와 약제투여량의 계산

$$\frac{체중(kg) \times \left(\begin{matrix}*투여하려는 \\ mg/kg/시간\end{matrix}\right)}{**약제\ 1mL\ 안에\ 들어있는\ 양\ (mg/mL)} \times \frac{\left(\begin{matrix}약제를\ 넣은 \\ 수액병의\ 양(mL)\end{matrix}\right)}{적수(mL/시간)} = \begin{matrix}병안에\ 들어있는 \\ 약제의\ 양(mg/mL)\end{matrix}$$

* "μg/kg/분"로 계산을 해야 할 때는, 다시 한번 *에 × 1000 [μg은 10−6 이므로 mg으로 변환할 때는 1000을 곱함]을 한 후 60으로 나눈다[여기에 시간이 분으로 바뀌므로 60으로 나누는 것임].

** U/mL 등 단위는 여러가지가 있다.

〈구체적인 예〉

- 천식을 앓고 있는 사람에게 neophyllin을 수액주사 할 경우(여기서는 20세, 체중 50kg로 가정했음)

우선, 초기투여(loading dose)

> Soldem 1 200mL로 아래와 같이 혼주
> (원래부터 neophyllin 을 내복 하고 있지 않은 사람 : 5mg/kg
> 내복 하고 있는 사람 : 3mg/kg
> ⇒ 이것을 1~1.5 시간에 걸쳐 수액정맥주사(30분 이상 투여할 것)
> (체중 10kg 미만인 사람 → 100~150mL/hr
> 10kg 이상인 사람 → 200mL/hr 의 속도로

다음으로 유지투여(maintenance dose). 여기에서 앞의 공식을 사용한다.

neophylline은 1mL= 25mg(1A 250mg/10mL)로 조제
Soldem 3A 500mL에 넣고, 60mL/hr의 속도를 유지량으로 한다면,

$$\frac{50\text{kg(kg)} \times \left(\begin{array}{c}\text{투여하려는}\\ \text{mg/kg/hr}^{***}\end{array}\right)}{25\text{mg/mL}} \times \frac{500\text{mL}}{60\text{mL/hr}} = \text{병에 들어있는 네오휘린의 양 mL}$$

*** neophyllin 투여시에 mg/kg/hr 정하는 방법 (약제에 따라 정해져 있다)

6개월미만	: 원칙적으로 투여하지 않음
6~12개월	: 0.5~0.6mg/kg/hr
1~2세	: 0.6~0.8mg/kg/hr
2~15세	: 0.7~0.9mg/kg/hr
15세이상	: 0.5~0.7mg/kg/hr

20세이기 때문에 0.5로 한다.

$$\text{병에 넣을 neophyllin의 양 mL)} = \frac{50 \times 0.5}{25} = \frac{500}{60} = 8.3\text{mL} \fallingdotseq 8\text{mL}$$

다만, 한 병에 neophyllin 1A(=250mL/10mL) 이상 넣지 않는다.

임신중 약물 사용에 대해서

임신 중(pregnancy)에는 태아에게 끼칠 약의 영향(특히 선천기형)을 생각해, 처방하지 말아야 할 약들이 있습니다. 또한, 태아에게 영향을 끼치는지 알 수 없는 불명확한 약제도 많습니다. 하지만 태아에게 끼치는 영향보다는 그 약을 사용함으로 나타나는 산모에 대한 이득이 높을 경우에는 임산부에게도 다음과 같이 처방을 내릴 수 있습니다

〈사용해도 괜찮은 약〉 밑줄은 분류명을 나타냄

● 발열시

- Pyrinazin(acetaminophen) 1회 400mg, 내복, 하루 3번까지, 6시간이상 간격을 두고
- Anhiba 좌약(acetaminophen) 200mg, 1회 한 개, 삽항

● 변비인 경우 (팽창성하제, 염류하제는 안전)

- 염류하제 : Magmit 〈산화마그네슘(330mg)〉 3T 3 ×
- 대장자극성
  Laxoberon 액 5방울부터 시작. 본인이 조절 가능함.
  대장자극성하제는 자궁수축을 유발하고, 유산이나 조산의 위험성이 있다. 대량투여는 금지
  새로운 lecicarbon좌약 1회 한 개, 삽항
  (임신 시 주의사항이 유일하게 쓰여있지 않는 하제)

● 항균약 (penicillin계, cephem계, macrolide는 비교적 안전)

- Viccillin(1g) + 생리식염수 100mL, ×아침·저녁 수액 정맥주사

● 메슥거릴 때, 소화기용약

- 건위소화제(소화효소 등) : 어느것이든 모두 안전
- excelase 캡슐 하루 3CP, 식사 후 바로
- 세븐이·P 하루 3CP, 하루 3회 식사 후 바로
- Gascon(40mg) 3T 3 ×

● 기침, 가래

진해	• Medicon(15mg) 3T 3 ×
거담	• Bisolvon(4mg) 3T 3 ×

● 고혈압일 경우

- Aldomet(methyldopate) 250mg/1일 분 3부터 시작
  MAX 1500mg/1일 중추성
  〈Apresoline(염산 dihydralazine) : 혈관확장성〉

● 기관지천식

(약제에 의한 합병증보다, 치료 불충분으로 저탄소혈증이 되는 것이 모자에게 더 좋지 않다.)

- theophylline 제 1선택
  예. Uniphyl(200mg) 하루 한번 2T, 저녁식사 후 : 유효혈중농도 5~15μg/mL

● 비타민제

(수용성비타민은 안전. 지용성은 주의)

- 비타민 C, B_{12}, B_1, B_6, B_2, 엽산

● 당뇨병

- Humulin(인슐린 등) 은 안전 : 내분비내과 선생님에게 상담
- 경구당뇨병약은 금지!!

〈태아에게 기형을 유발시키므로 임산부에게 금기인 약제〉

- benzodiazepine 계
- phenobarbital
- 탄산 lithium : 항우울증약
- phenytoin(Aleviatin), sodium valproate(Depakene) : 항간질약
- warfarin
- tetracycline 계, aminoglycoside, chloramphenicol : 항균약
- 남성호르몬계, 난포호르몬, 황제호르몬
- 경구당뇨병약

그 밖에도 금지 된 것들이 있기 때문에, 사용할 수 있는 안전한 것으로 여기에 열거한 약들 이외에는 알아보고 사용한다.

선배로부터의 조언

포인트는, 안전한지 어떤지 알지 못할 때는 반드시 알아보고 나서 처방한다. 가능한한 단제로, 상용량을 최단기간에 투여하는 마음가짐을 가집시다. 약의 안전성 보다 투여하는 것이 중요한 경우는, 충분히 설명한 후에 사용합시다.

역자 주 – 13

- 본 역서에서 자자들은 임산부에게 약을 처방할 수도 있다고 합니다. 물론 이론적으로는 당연히 가능합니다. 하지만 설사 약제의 분류가 안전(FDA A 또는 B)하다고 하더라도 원치 않는 부작용이 생길 수도 있고, 태아에게 어떠한 영향을 끼치는지 연구가 되지 않는 약제도 많으므로(또, 전혀 인과관계가 없더라도 나중에 태아에게 문제가 생겼을 때는 괜히 시비에 휘말릴 수도 있습니다. ___;) 가급적이면 임산부에게는 약제를 처방하지 않는 것이 수련의들의 정신건강(?)에 좋겠습니다. 하지만 어쩔 수 없이 처방해야 하는 경우에는 이해득실(risk–benefit)을 고려하여 처방하시고, 반드시 스탭 선생님이나 윗년차랑 상의하는 것이 좋겠습니다(책임전가 아님 ___;).

수유중 약물 사용에 대해서

수유중에도, 모유에 섞여 유아에게 영향을 끼치는 약이 있으므로, 주의. 응급실에서 여성환자로부터 "이 약은 모유에 영향없나요? 라고 질문받는 경우도 있다.
포인트·임산부의 경우와 마찬가지로, 정말로 필요한 약인지(치료의 효과가 매우 큰지)를 생각한다.

포인트
- 수유직후나, 아기가 긴잠에 든 잠시 수유를 하지 않아도 될 때 내복하는 등, 여러가지로 고안해 본다.
- 아무래도 불안하다고 생각되면, 내복하고 있는 동안은 인공 우유를 사용하는 것도 하나의 방법.

〈복용중에도 모유 수유가 가능한 약(자주 사용하는 것을 중심으로)〉

밑줄은 성분명을 나타냄

● 발열시

- acetaminophen, ibuprofen, indomethacin 등

● 항균약

- Sawacillin(AMPC : amoxicillin)
- rocephin(CTRX : ceftriaxone)
- Modacin(CAZ : ceftazidime)
- erythromycin(EM : erythromycin)
- gentamicin(GM : gentamycin), kanamycin(KM : kanamycin)
- Ciproxan(CPFX : ciprofloxacin)
- cefamezin α(CEZ : cefazolin)
- Cefotax(CTX : cefotaxime)
- Baktar(ST 합제)
- Dalacin(CLDM : clindamycin)
- Tarivid(OFLX : ofloxacin) 등

● 항바이러스약

- acyclovir

● 변비일 경우

- Pursennid, alosenn(Senna)
- 산화마그네슘

● 불면시

- Myslee 등

〈수유중 금기약〉 빨간글자는 유아에게도 영향

유아의 세포대사를 방해한다. → 면역억제, 성장장해, 발암성 등의 가능성
- cyclophosphamide
- cyclosporin
- methotrexate
- doxorubicin

〈유아에게 영향을 끼칠 수 있다고 생각되는 약〉

포인트 • 아래에 나열된 약제들을 엄마가 복용하고 있는 경우에는, 유아에게도 이러한 약제들이 영향(특히 신경계 발달에)을 끼칠 가능성이 있다고 설명해야 한다.

● 항불안약

- Solanax(alprazolam)
- selsyn(diazepam)
- Doral(quazepam)
- Sedapran(prazepam)
- Dormicum(midazolam)
- Wypax(lorazepam)

● 항우울증약

- 선택적 세로토닌 흡수를 방해하는 약 (SSRI)
  Paxil(Paroxetine), Deprome, Luvox(fluvoxamine)
- 삼환계
  Tofranil(imipramine), Tryptanol(amitriptyline), Amoxan(amoxapine), Anafranil(clomipramine), Noritren(nortriptyline)
- 그 외
  Reslin(trazodone)

● 항정신병약

- 콘토민 (chlorpromazine), Serenace (haloperidol)

● 항균약

- Chloromycetin(chloramphenicol)

● 제토제

- Primperan(metoclopramide)

● 그 외

- Ancaron(amiodarone)
- fragile(metronidazole)

〈약을 복용한 엄마에게서 모유를 먹은 뒤 실제로 유아에게 영향이 나타났던 약〉

- β blocker
  Acetanol(Aseptrol) : 서맥, 저혈압
  Tenormin(atenolol) : 서맥, 청색증(cyanosis, 혈액 중의 산소가 부족하여 피부나 점막이 청색으로 관찰되는 현상)
- 염증성 장질환(inflammatory bowel disease, IBD)
  Pentasa(5-aminosalicylic 산계) : 설사
  Salazopyrin(Sulphasalazine) : 혈변
- Bufferin(aspirin+acetaminophen) : 대사성 산증(metabolic acidosis)
- Cafergot(ergotamine : 편두통약) : 경련, 설사, 구토, 허혈성 심질환
- Tavegy(clemastine : 항히스타민제) : 졸리움, 항부경직(neck stiffness), 역자극성(사소한 자극을 과도하게 느낌)
- Phenobal(phenobarbital) : 항간질약 : 경련, methemoglobin 혈증, 진정

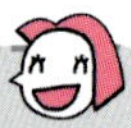

선배로부터의 조언
그 외에도, 모유에 섞여 아기에게 영향을 주는 약들이 더 있지만, 위와 같이 자주 듣고, 자주 사용하는 약들을 나열해 보았습니다. 임신중과 마찬가지로, 잘 알지 못하는 약은 알아보고 나서 처방하세요.

역자 주

수유 중에는 임신때보다는 다소 자유롭게 약제를 처방할 수 있습니다. 물론 수유를 통해 일부의 약제가 분비되는 것은 사실이지만 따지고 보면 아가도 약을 먹죠. 따라서 복잡하게 기억하기 보다는 아가가 복용할 수 있는 약(해열제, 항히스타민제, 진해제 등)은 수유부도 복용할 수 있다고 기억하면 됩니다. 하지만, 역시 중요한 것은 방심하지 말고 약전을 찾아보거나 윗년차나 스태프 선생님과 상의해서 처방하는 것이 도움이 되겠습니다.

소아에게 사용하는 약제와 수액, 주사제

소아에게 약을 처방할 때는, "체중에 따라 하루 몇 mg(또는 몇 mL) 인가"를 항상 생각한다.
○mg(또는 ○mL)/kg/1일

여기에는, 자주 사용하는 약의 투여량을 나열하겠습니다. 여기에 기재되어 있지 않는 것들은, 윗년차에게 확인하는 것이 안전. 또는 약제본으로 확인하고 나서 처방함(소아 전용 약제본도 있다).

● 발열시

밑줄은 성분명을 나타냄

- Pyrinazin, Calonal, Anhiba 좌약[acetaminophen]
  … 1회 10mg/kg, 4~6시간 간격

● 항균약

- cefamezinα(CEZ: cefazolin)
  … 50~100mg/kg/1일, 2~3번 나눠서
- Unasy S(SBT/ABPC : sulbactam · ampicillin)
  … 60~150mg/kg/1일, 3번으로 나눠서
- Cefotax(CTX : cefotaxime)
  … 50~100mg/kg/1일, 3번으로 나눠서
- rocephin(CTRX : ceftriaxone)
  … 20~60mg/kg/1일, 2번으로 나눠서

Mycoplasma 폐렴 (확실한 경우)

- Minomycin(MINO: minocycline)
  … 3mg/kg/1일, 2번으로 나눠서(5% TZ 20mL 또는 50mL에 녹여서 복용할 수도 있음)
- erythromycin(EM : erythromycin) (경구)
  … 25~50mg/kg/1일, 분 4~6
- Claris, Klaricid(CAM : clarithromycin) (경구)
  … 10~15mg/kg/1일, 분 2~3
- zithromac(AZM : azithromycin)
  … 10mg/kg/1일, 분 1, 3시간
- Dalacin S(CLDM : clindamycin)
  … 20~30mg/kg/1일, 3번으로 나눠서

객담(가래)배출 촉진

◎ 흡입 : 생리식염수 2mL + Meptin 또는 Venetlin 하루 2~4번

20kg 미만 → 0.1mL
20~30kg → 0.2mL
30kg 이상 → 0.3mL
(표준)

◎ 경구약

- Mucodyne(carbocysteine)
  … 30mg/kg/1일, 2~3번으로 나눠서
- Mucosolvan(ambroxol hydrochloride)
  … 0.9mg/kg/1일, 2~3번으로 나눠서

기관지확장제

◎ 경구

- Hokunalin(tulobuterol hydrochloride)
  … 0.04mg/kg/1일, 2번으로 나눠서
- 메프친시럽(procaterol hydrochloride)
  … 0.5mL/kg/1일, 2번으로 나눠서

◎ 외용

- Hokunalin테이프 체중

체중	용량	횟수
~20kg	0.5mg	1장/1일
20~30kg	1mg	1장/1일
30kg~	2mg	1장/1일

진해(기침진정)약

- asverin … 3mg/kg/1일, 2~3번으로 나눠서
- asverin 시럽
  … 0.5mL/kg/1일(1mL 안에 5mg), 2~3번으로 나눠서

다만, 진해약은 가래의 배출을 억제하는 경우가 있으므로, 사용할 때 윗년차에게 확인하세요.

열성경련

- Diapp … 0.4mg/kg, 삽항

정장제

- 미야, BM … 0.1g/kg/1일 3 ×

소아 수액 유지량

체중 10kg 미만 : 100mL/kg/1일 … ①

10~20kg : ① + 50mL × kg(10kg 이상의 양)/1일 … ②

20kg 이상 : ① + ② + 20mL × kg(20kg 이상의 양)/1일 … ③

소아의 수액에는 소리타 T3 이나 Soldem 3A 등을 사용한다.

※ 말하자면, 초기수액의 경우, K가 들어있지 않은 1호액(Soldem 1등)을 사용한다

방울수의 표준	유지량
• 20mL/시간 이라면, 500mL 1병이 1일분 →	500mL/1일
• 40mL/시간 이라면, 500mL 2병이 1일분 →	1000mL/1일
• 60mL/시간 이라면, 500mL 3병이 1일분 →	1500mL/1일

㉔ 22kg의 아이

100 × 10 + 50 × 10 + 20 × 2 = 1540mL/1일

알부민 보충(alb ≤ 3.0g/dL 로 투여)

(목표 alb − 현재 alb) × 체중(kg) × 0.8 (성인은 0.6) = ☐ g/dL

(25% alb를 투여한다면, $\frac{\square}{0.25}$ mL를 투여)

각각의 증상에 따른 처방(예)

〈기침〉

포인트 기침이외에 어떤 증상을 동반하고 있는가 생각한다.
(인두통, 가래 등의 증상에 대해서도 함께 처방한다.)

처방예

① 기침에 대한 대증요법(진해약)

- asverin 60mg 3 × 매식사 후
- Medicon 15mg 3 × 매식사 후

② ① + 인후통을 동반하고 있다.

- Azunol 입 행굼액
- PL 과립 3g 3 ×
- Transamin 1500mg 3 ×

③ ① + 가래를 동반하고 있다.

- 다젠 15mg 3 ×
- 무코다인 1500mg 3 ×

〈변비〉

처방예

① 산화마그네슘 (별칭 가마) 2g 3 ×

② 대장자극약

- alosenn 1g 1 ×, 또는, 2g 2 ×
- Laxoberon 하루 한번, 10~15방울 부터 방울 수 증감
- Pursennid 12mg 1 × 취침전

③ 글리세린관장 60mL, 또는, 120mL

〈설사〉

포인트 감염성 장염은 기본적으로 설사가 멈추지 않는다(정장제는 가능).

처방예

① 정장제

- Biofermin 3g 3 ×
  (항균약사용시 BiofermінR 3g 3 ×)
- Lac-B 3g 3 ×
- 미야 BM 1.5g 3 ×

② 감염성 장염 이외에, 심한 설사가 계속 될 경우

- Lopemin 2mg 2 × 아침, 저녁 식사 후

〈불면〉

포인트

- 수면제는 응급외래에서 기본적으로는 처방하지 않는다.
- 입원환자에 대해서는, 불면의 상태를 물어본다.
  잠이 들지 않는것인지(입면곤란)
  도중에 눈이 떠지는 것인지(도중각성)
  푹 잔 것 같은 느낌이 들지 않는지(숙면감 결여)
  각각의 증상에 맞추어 약을 처방한다.

처방예

① 입면곤란

- Myslee(zolpidem) 5mg 1 × 취침전
- Amoban(zopiclone) 10mg 1 × 취침전

② 도중각성

- Doral(quazepam) 20mg 1 × 취침전
  (장시간 작용하는 약제이기 때문에, 아침까지도 약효가 이어질 수 있음을 환자에게 미리 설명한다.)

③ 숙면감결여

- Desyrel(trazodone) 25mg 1 × 취침전
- Reslin(trazodone) 25mg 1 × 취침전

역자 주 – 14

- 구혈대(engorgement bandage)는 정맥혈 채취시에 정맥을 잘 노출시키기 위해 사용하는 고무줄로 일반적으로 많이 이용되는 구혈대는 지름 약 8mm, 길이는 약 45cm입니다. 우리나라에서는 일반적으로 토니켓(tourniquet)라는 용어를 더 많이 사용합니다.

전해질의 보충

〈유지수액(금식시 1일 필요량)〉

● 발열시

수분	40~50mL/kg
Na	1.2~2mEq/kg
K	0.5~1mEq/kg
당질	2~3g/kg

〈부족분 계산식〉

● Na 보충

Na(mEq/L) = (140−혈청 Na) × 0.6 × 체중(kg)

예를들면, 혈정 Na130의 경우, 50kg인 사람이라면,
(140−130) × 0.6 × 50 = 300mEq가 되므로, 300mEq를 보충하면 된다.

● K 보충

K(mEq/L) = (4.5 − 혈청K) × 0.6 × 체중(kg)

위의 식으로 부족한 양을 계산했다면, 수액에 들어있는 양을 빼고 남은 모자란 양을 NaCl, KCl액으로 채운다.

처방예

10% NaCl(2g/20mL) : NaCl 34.2mEq
아스파라 K 주(1712mg/10mL) : K 10mEq

- NaCl 보충은, 1~2mEq/kg/시간 이하
- K 보충 농도는 40mEq/L 이하 20mEq/시간 이하로 투여한다.

3

인턴, 레지던트에게 필요한 술기에 대한 요령

구혈대 감는 방법

- [세게 감기 때문에 아프면 말씀해 주세요] 라고 말하고 나서 감는 것이 친절한 방법
- 구혈대를 늘리고 나서 감는다. 환자의 팔에 감고 나서 늘리면 고무가 피부에 쓸려 아프다.

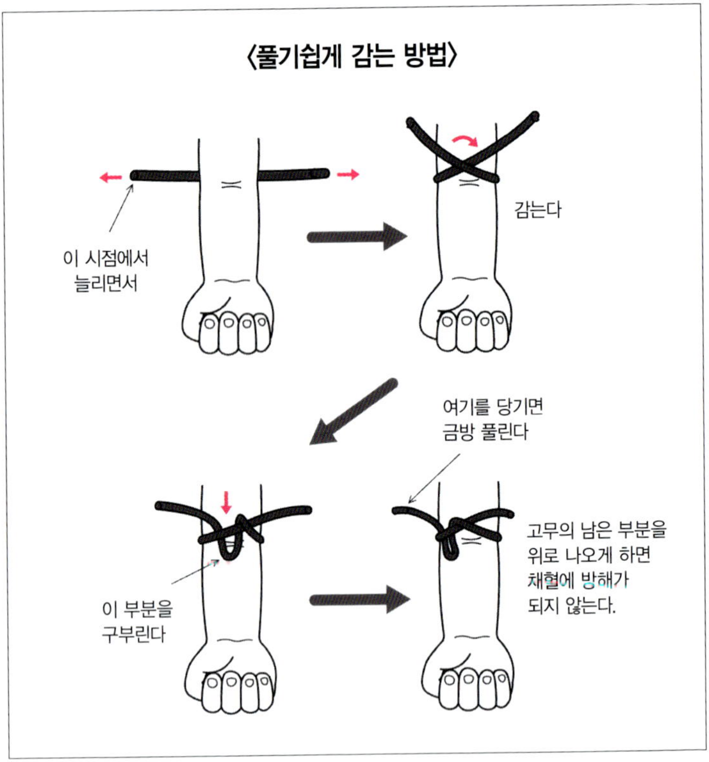

앰플 자르는 방법

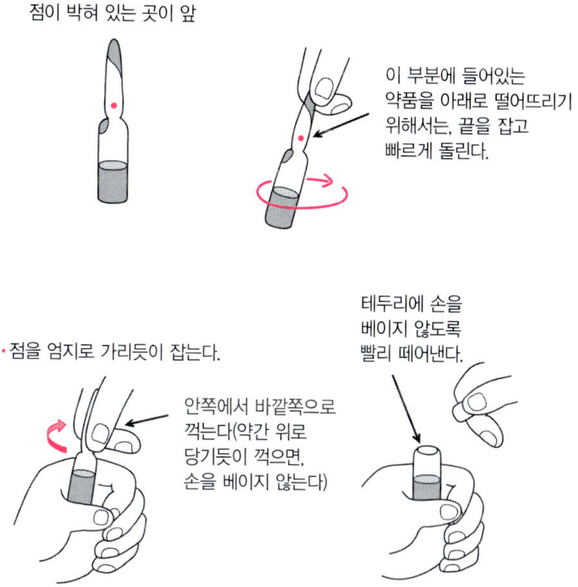

크기가 큰 앰플은 손가락을 베이기 쉽고, 약물이 튀기 쉬우므로, 거즈로 앰플의 윗부분을 잡고 하는 것이 좋다.

정맥내투여

- 주사기를 이용하여 약제를 투여하기 전에 우선 기포를 뺀다.
(말초정맥이라면 20mL까지 공기가 들어있어도 괜찮다고는 하지만, 가능한 한 기포를 빼는 것이 좋다.)
- 수액이 연결되어 있지 않아서[수액이 연결되어 있으면 보통 IVS(iv side)로 투여], 헤파린캡(heparin cap 또는 heparin lock이라고도 함)으로 투여하는 경우. 우선 헤파린식염수로 혈액을 regurge후 다시 shooting한다.
이때 플러쉬(혈액소통)가 되지 않을때 약제를 주입하면, 주사약제가 혈관안으로 들어가지 않는다.
- 약제에 따라, 급속하게 정맥으로 주사되면 심장정지(cardiac arrest) 등을 초래하는 경우도 있으므로, 투여하기 전에 확인한다! [ex: Aleviatin(phenytoin), Vasolan(verapamil) 등]

국소마취

- 바늘은 23G 또는 25G
- 먼저 표피에 주입하고, 피부를 팽륜시켜, 조금씩 심부에 바늘을 넣는다(바늘을 넣을 때는 흡인하고 나서 마취약을 주입한다).
- 흡인(빨아들임)하여 혈액이 나오지 않는(혈관안이 아님) 것을 확인하고 주입한다.
- 바늘을 빼내면서 약을 넣는 방법도 있다.

근육주사

포인트 적절한 주사부위의 선택

감염이 의심되는 부위나 출혈 환자의 경우는 윗년차와 상의한다.

〈순서〉

① 적절한 주사부위를 찾는다. 가장 적절한 위치는 중전근, 그 외에는 상완(삼각근).

- **중전근의 경우**
  환자를 엎드리게 하고, 엉덩이를 4등분 한 교점에서 경사 45도로 그은 선의 바깥쪽 1/3의 영역(그림의 빨간 사선 부분)에 주사를 놓는다.

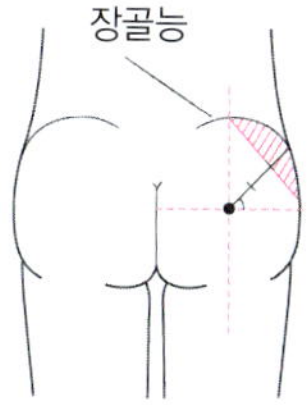

- **상완(삼각근) 의 경우**
  환자의 옷을 어깨까지 걷고, 어깨에서 팔로 이어지는 둥근 지점에 손가락 3개를 대었을 때 아래 부위에 주사를 놓는다.

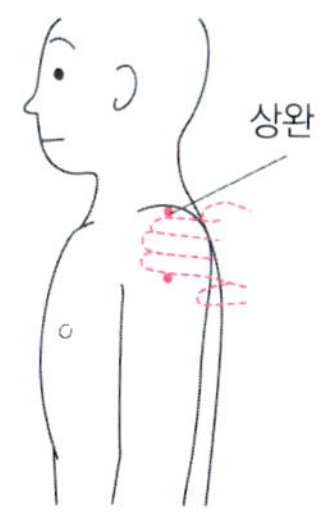

② 위치가 정해지면 소독을 한다.

③ syringe를 펜을 쥐듯이 잡고, 피부에서 거의 수직이 되도록 한 후 빠르게 바늘로 찌른다.

④ 저림이나 마비가 있는지 질문하고, 없다면 혈액의 역류가 없는 것을 확인한 후에 주사한다

⑤ 빠르게 바늘을 빼고 소독한 후, 지혈을 확인한다.

중심정맥확보

포인트

- 사전에 충분히 책을 읽고, 시뮬레이션 해 둘것.
- 시술 전 준비도 확실히 한다. 환자 침대의 높이나 체위, 잡기 쉬운 위치에 도구가 놓여져 있는지 등을 체크! 이 준비로 인해 시술이 잘 끝날지 어떨지가 결정된다고 해도 과언이 아니다! 찌를 부위는 시간이 걸리더라도 신중하게 결정한다.
- 사전에 초음파(ultrasonography, US)로 혈관의 움직임을 확인한다.

〈준비물〉

- CV(중심정맥관, central vein) 키트[키트에 따라, 사용법이 조금씩 차이가 있음]
- 소독약(iodine등)
- 멸균장갑
- 거즈(넉넉하게)
- 주사기(syringe) 5mL, 10mL [Heparin 식염수를 사용해도 좋음]
- 23G, 22G바늘(몇개 준비해둔다), 18G바늘
- 수액팩(fluid bag)과 연장튜브(Single lumen이라면 1세트, Double · Triple lumen이라면 2세트 · 3세트필요)
- 2−0봉합실
- 구멍포(drape, 드레이프. 구멍이 뚫린 소독포)
- Three−way(삼방활전) : 필요한경우
- 국소마취약

〈시술〉

① 흉쇄유돌근의 쇄골부 · 흉골부 사이에 생긴 삼각형의 정점, 총경동맥 위치를 확인한다.

② 삼각형을 중심으로 경부까지 넓게 소독한다. 그후에 구멍포(drape)로 덮는다.

③ 총경동맥을 만져 확인하고, 천자(몸의 일부에 속이 빈 가는 침을 넣어 체내의 액체를 뽑아내는 일)를 하지 않는 쪽 손으로 경도안쪽으로 옮긴다.

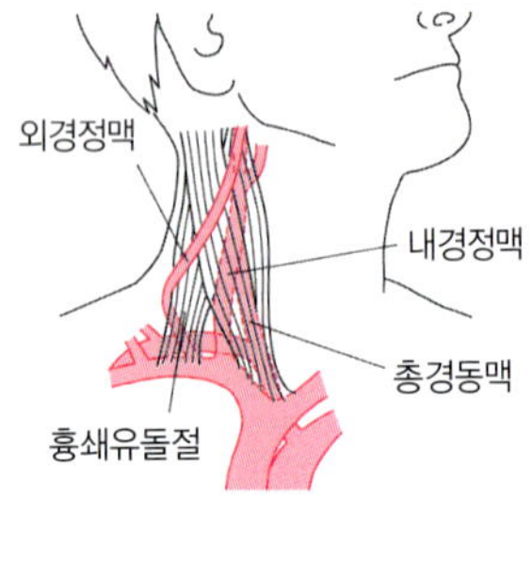

④ 삼각형 정점부근 천자예정부위의 피부, 피하에 국소마취를 한다(23G). 그 상태로 피부에서 45~60도의 각도로, 같은 쪽 유두 방향으로 천천히 바늘을 넣는다(시험천자). (국소마취 주입전에는 반드시 역혈이 없는지 확인)

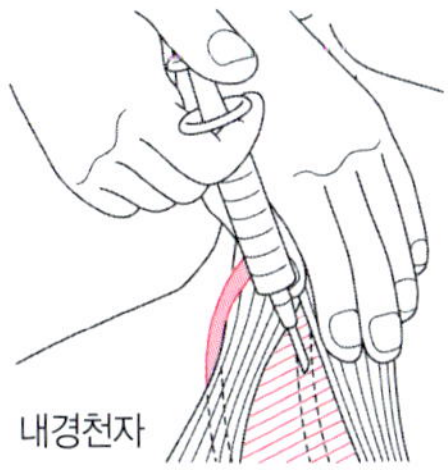

⑤ 정맥혈의 역류가 양호하다고 판단되면, 찌를 부위와 각도를 기억해 두고 바늘을 빼고, 키트에서 천자용바늘, syringe로 천자를 실시한다. 양호한 역혈에 의한 정맥내로의 도달을 확인하고, 내통을 제거한다. 그 때, 공기색전, 과도한 출혈을 막기 위해, 손가락으로 외통을 닫아 둔다.

⑥ 잡아둔 외통을 통과해 가이드와이어를 15cm정도 삽입한다. 저항이 있다면 무리하지 말고, 가이드와이어를 제거한 후, syringe로 혈액소통[실린지에 음압(실린지를 잡아빼서)을 줘서 혈액이 나오는지]을 확인한다. 혈액소통(regurgitation)이 양호하다면 다시 한번 가이드와이어를 삽입한다.

⑦ 가이드와이어를 삽입한 후, 빠지지 않도록 잡고 외통을 제거한다.

⑧ 가이드와이어가 잘리지 않도록, 키트 안 메스나 18G 바늘로 피부를 1~2mm 넓히고, Dilators를 3~4cm 삽입하여, 피하조직을 넓힌다.

⑨ Dilators를 제거하고, CV catheter를 삽입한다(성인은 15cm를 기준으로 한다). 이 때, 가이드와이어가 전부 다 들어가지 않도록, 반드시 끝을 잡아둔다.

⑩ 가이드와이어를 제거하고, syringe로 체액을 흡인하여 CV catheter가 정맥안에 제자리에 위치해 있는지를 확인한다. 그리고, heparin 식염수 등으로 Flash(regurge후 다시 IVS로 헤파린 식염수를 주입하는 것)한다. [이때 catheter가 개방상태가 되지 않도록, tree-way(삼방활전)를 걸어두는 것도 좋음]

⑪ catheter를 봉합고정하고, 투과성 드레싱으로 찢은 부위를 피복 준비 해둔 수액을 시작하고, 정상적으로 떨어지고 있는지 확인한다.

⑫ portable X선 사진촬영하고, catheter의 위치, 기흉의 유무 등을 확인한다.

채혈 · 정맥확보

- 세심하게 주의를 기울여 혈관을 찾는다. 자신이 없으면 바늘을 찔러도 반드시 실패한다.
  실패해서 환자에게 고통을 주는 것보다, 시간이 걸리더라도 혈관을 잘 찾는 것이 중요하다(표시를 하거나, 혈관부분에 손가락을 대고 있는 것도 좋다).

  다만, 채혈하기 좋은 혈관이 하나도 없는, 난이도 높은 환자도 있다. 그럴 때는 짐작으로 하는 수 밖에 없다.

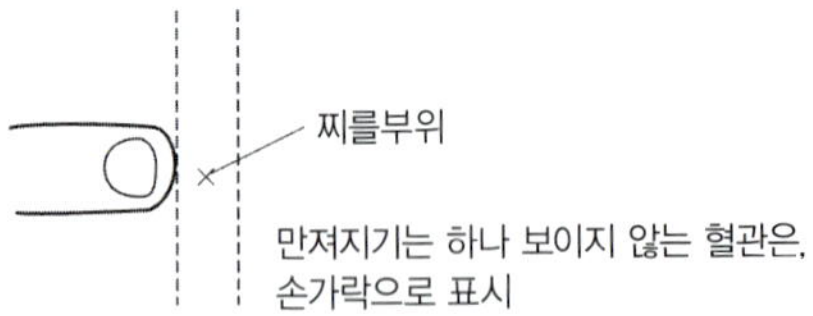

- 아픈 것은 피부를 찌를 때 이므로, 빠르게 찌른다.
- 찌를 부위에서 말초까지 피부를 당긴다는 느낌으로 찌른다(특히 고령의 환자는, 피부가 늘어져 어긋나 버리는 경우도 있다). 혈관이 도망가지 않도록 누른다.
- 바로 피가 나오지 않아도 당황하지 않는다. 혈관의 보행에 평행으로 바늘을 넣으면, 반드시 혈관에 닿는다(라고 생각하고 한다).

유치바늘 고르는 법(기준) G : 게이지(숫자가 작을수록 두꺼운 바늘)

일반적인 경우 → 22G 또는 23G로 충분
수술시, 수혈시 → 20G 또는 18G
응급실에서 혼수환자 → 18G
CT 등의 조영제 사용시 → 20G 이상
혈관(Line)을 찾기 어려운 경우 → 24G

동맥채혈

- 대퇴동맥, 상완동맥, 요골동맥으로 하는 경우가 많다.
- 대퇴동맥은 두꺼워서 하기 쉽다. 하지만 환자가 부끄러워하는 경우도 있다. 혈관이 두꺼워 혈종이 생기기 쉽다.

  가능한 얇은 바늘(23G)을 선택하고, 채혈 후 5분은 본인 손으로 누를 것 (모래주머니를 올려두어도 혈종이 생기는 경우도 있다).
  또한, 뚱뚱한 사람은 어려운 경우도 있다

- 상완동맥은, 환자에게 거부감이 적은 부위지만, 주위에 정중신경이 있어서, 약간 위험하다. 혈관이 잘 보이는 경우에는 괜찮지만, 안에서 찾는 것은 ×
- 요골동맥은 손으로 찾기 쉬운 동맥이지만, 얇기 때문에 맞추기 힘든 경우도 있다.

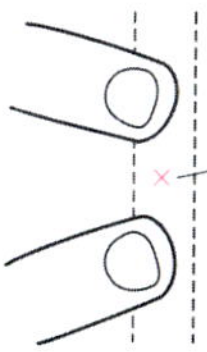

- 동맥을 두개의 손가락 끝으로 누르고, 반드시 양 손가락 사이 정가운데를 찌른다.

바늘로 피부를 찌르면, 바늘 끝으로 동맥의 박동을 느낄 수 있다. 동맥은, 정맥과 달리 혈관벽을 찌를 때 감각이 있다.

- 피부와, 동맥벽을 찌를 때 아프기 때문에 신속하게 찌른다.

선배로부터의 조언

2~3번 해봐도 찾지 못하고, 환자로부터 불평을 들을 수도 있지만, 기 죽지 말고 힘냅시다. 그럴 땐, 선배에게 도움을 청하는 것도 한가지 방법. 본인과 선배의 다른 점도 배워봅시다. (선배가 해도 들어 가지 않는 경우도 종종 있다)

혈액배양검사

포인트

- 적절한 채혈가능부위를 찾는다(실패하여 계속 반복하면, 환자에게 부담이 되기 때문에, 시간이 걸리더라도 주의를 기울여 찾는다)
- 엄성한 시술에 위한 균의 혼입이 없도록 한다.
- 혼자서 하기는 매우 어렵기 때문에, 누군가에게 도움을 청한다.

〈준비물〉

- 혈액배양병 2병*× 2세트(기본 2세트, 3세트로 하는 경우도 있다. 소아는 다량의 채혈이 불가능하므로 1병으로가능)
- 20mL syringe 2개[실린지 1개로 1세트 담당, 1세트는 2병]
- 주사바늘 22G× 2
- Isodine, 알코올솜
- 멸균장갑(본인사이즈에 맞게)
- 마스크, 모자
- 구멍포
- 구혈대(토니켓, torniquet)
- 핀셋

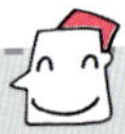

선배로부터의 조언

이제 실천!!

그 전에, 마스크와 모자를 착용합시다. 가능한 한 잡균의 혼입을 줄이기 위한 중요한 일이에요!

* 호기 1병, 혐기 1병

** 검체량이 많을수록 균을 배양하기 쉽다

*** syringe 안에 공기가 들어가기 쉬우므로, 공기가 들어가서는 안되는 혐기성부터 주입한다.

채혈하는 사람	보조하는 사람
① 환자의 혈관을 찾는다(팔꿈치 정중피정맥, 대퇴동정맥 등) ② 부위가 정해지면, 먼저 알코올솜으로 소독. ③ Isodine으로 2~3회 소독하고, 건조될 때까지 기다린다. ④ 기다리는 동안 채혈준비를 한다. 우선 멸균장갑을 끼고, syringe, 주사바늘을 청결하게 다룬다. ⑤ 소독이 마른 것을 확인하고, 채혈한다(부위가 정해지면, 망설이지 말고 채혈한다). ⑥ 채액량을 충분하게 확보(체액배양병은 3~10mL로 배양가능하지만, 가능한 **1병에 8~10mL씩, 계 16~20mL 채혈)	① 도구를 준비하고, 채혈을 하는 사람이 채혈하기 쉽도록 서포트 하려는 자세를 가진다. 도구가 없어서 허둥지둥 하지 않도록 준비하는 것이 중요. ② Isodine을 건넨다. ③ syringe, 주사바늘을 깨끗하게 하여 건넨다.
⑦ 바늘을 빨리 빼서 넘기고, 반대 손으로 지혈. ⑧ 소독하고, Isodine을 깨끗하게 한다. 채혈완료.	④ syringe를 받는다. ⑤ 혐기성병 → 호기성병 순으로 나눠 주입***
1세트 더 실시하는 경우는 동일한 방법으로 반복한다.	

흉수천자(Thoracentesis)

포인트 • 흉수의 상태를 알아 볼 때, 흉수에 의한 호흡곤란이 일어난 경우, 흉수를 줄이기 위한 경우에 실시한다.

〈준비물〉

- Isodine
- 멸균장갑
- 모자
- 마스크
- 18G정맥내 유치바늘(천자용), 20mL syringe 1병
- 23G바늘, 10mL syringe(마취용)
- 1% xylocaine
- 50mL syringe 2병(흉수빼기 위한 용도)
- Three-way(삼방활전)
- 배액넣는 용기

〈순서〉

① 환자의 자세를 바로잡는다.

테이블에 양팔을 올리고,
앉게 한다.

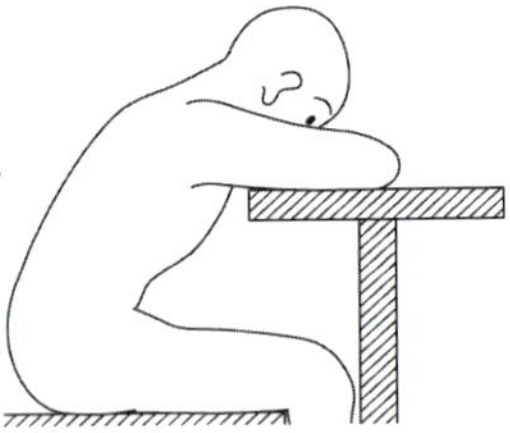

② 초음파(Sono)로 천자부위를 정한다.

- 제6~7늑간 가운데 ,또는 posterior axillary line의 늑골 윗부분에서 찾는다(아래부분은 늑간동맥·정맥·신경이 지나가기 때문에 위험)
- 초음파상으로, 흉수(echo free space)가 가장 깊고, 폐가 가깝지 않은 곳을 찾는다.
- 천자부위가 정해지면, 유성매직으로 ×를 표시한다.

③ 소독

× 표시를 중심으로 3회 소독

④ 국소마취 [70페이지 참조] + 시험천자

Isodine 이 마르면, 국소마취 한다. 피하, 흉막 부분이 아픔을 느끼기 때문에, 그 곳을 중심으로 마취한다. 바늘을 넣을 때는 syringe로 음압(대기압보다 낮은 압)으로 진행한다. 바늘이 들어감에 따라, 흉수가 빨려나오면 바늘을 뺀다.

⑤ ④와 같은 부위, 같은 방법으로, 삼방혈전, 20mL syringe 에 18G 정맥내유치바늘을 꽂고 천자한다. 이 때에도 음압으로 천천히 진행한다. 흉수가 빨려 나오면, 삼방활전을 닫고 Syringe를 분리한다.

⑥ 50mL syringe 로 흉수를 빼낸다(삼방활전은 흉수를 뺄 때는 열고, syringe를 분리할 때는 닫는다). 이 과정을 반복한다(50mL syringe 2병을 번갈아 사용하면 효율적이다).

⑦ 빼 낸 흉수의 양을 확인하면서 실시한다. 한번에 뽑는 양은 1000mL 까지. 그 이상 빼내면 혈압이 내려가고, 속이 메스껍거나 재팽창성폐수종이 되기도 한다. 흉수가 나오지 않거나, 기분이 나빠지면 종료.

※ 이와 관련하여, 흉공드레인으로 배액 하는 경우는, 500mg 씩, 30분~1시간에 걸쳐 1000mL까지 빼낸다. 속이 메스껍지 않다면, 1000mL 까지는 계속해서 빼내도 괜찮다.

⑧ 흉부 X선 촬영을 하고, 흉수량의 변화, 폐가 넓어진 정도, 기흉의 유무 등을 체크한다.

⑨ 진료기록 카드에 흉수의 상태, 몇 mL 뺐는지를 기록한다(흉수의 일부를 검사로 제출한다).

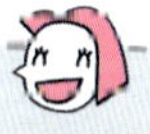

선배로부터의 조언

시술이 처음인 경우에는 윗년차가 지켜보는 앞에서 실시하는 것이 좋습니다. 폐를 찔러 기흉(!!)을 만들면 안되기 때문에, 흉수의 양이 적은 경우 또는 자신이 없는 경우는 초음파(sono)로 흉수가 있는 곳을 찾아본 후 마킹(marking)하는 것이 좋습니다. 시술 도중 환자의 몸에 닿게되는 경우는 환자에게 양해를 구합니다. 아무말도 하지 않으면, 환자의 불안감만 증가합니다.

복수천자(Paracentesis)

〈준비물〉

- 정맥내유치바늘 (20G 또는 18G)
- 국소마취용 xylocaine
- 국소마취용 syringe(10cc)
- 주사바늘(23G) [천자액흡입용 syringe(10cc 또는 20cc)]
- 멸균장갑, 라미시트, 거즈
- echo
- 소독용 Isodine
- 계속해서 배액하는 경우는
  배액용 양동이
  배액용 루트
  천자바늘 고정기구(자른 종이컵 등)

〈지속배액의 경우〉

① 초음파로 복수가 있는 곳과 장관의 위치를 확인한다. 복수의 양이 많고, 장관과 복부벽과의 거리가 멀어서 안전하게 천자가 가능한 부위를 찾는다.

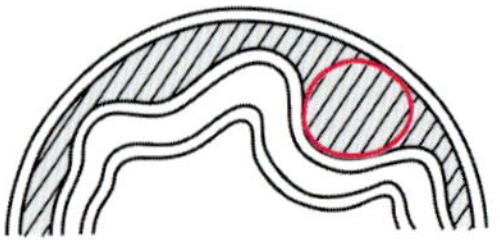

(McBurney 등). 부위가 정해지면 동그라미를 쳐둔다. 펜은 지워질 수도 있기 때문에, 손톱으로 ×표시를 한다. 또는 주사바늘 뚜껑으로 눌러 ○ 표시를 남긴다.

② 환자의 복부아래(천자부위)에 라미시트를 깐다(시트를 더럽히면 간호사가 화를 내는 경우도 있고, 시트 교환은 환자에게도 간호사에게도 부담이 되므로 주의한다).

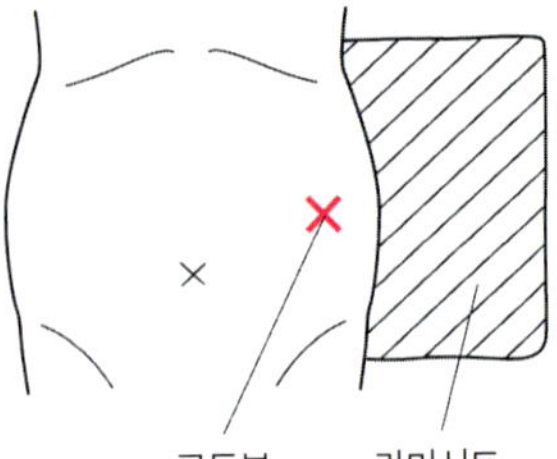

③ 천자부위를 소독한다. 중심부터 바깥쪽으로 향하게 동심원을 그리듯이 (167페이지)

④ 멸균장갑을 끼고, 장갑이 들어있던 봉지 위에 사용할 기구를 놓아 둔다. 국소마취용 xylocaine은 보조자와 협력하여 syringe에 넣는다.

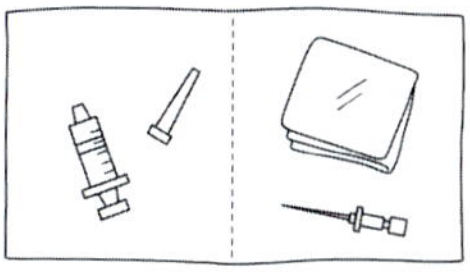

⑤ 환자에게 양해를 구하고, 천자부위에 국소마취액를 주입한다. 피하부터, 깊은 부위까지 마취액을 주입한다. 조금씩 바늘을 넣을때마다 syringe를 음압하고, 혈액이나, 복수가 나오지 않는 것을 확인한다.

⑥ 천자부위가 마취가 된 것을 확인한 후, 사프로를 넣고, 복수의 역류를 확인하여, 외통을 잡는다. 복수의 유출이 확인되면 루트를 댄다. 루트는 거즈로 감아, 종이컵 등으로 고정한다. 배액은 양동이나 전용가방에 담는다.

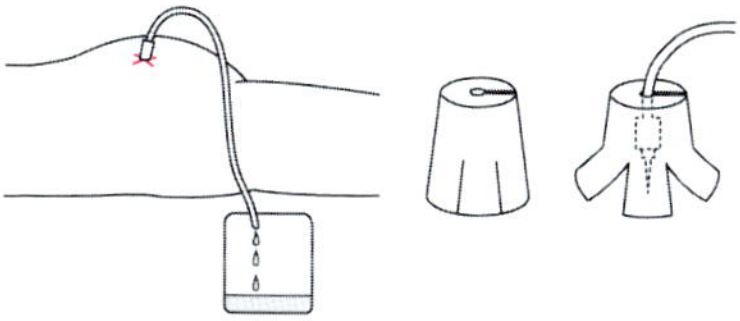

복수는 1500mL/1일 까지로, 배액은 1000mL/시간의 속도로 제한한다. 배액중에는 혈압을 재면서 상태를 관찰한다. 혈압이 내려갈 때는 속도를 낮추면서 대응한다.

요추천자(spinal tapping, spinal puncture)

포인트
- 과(주로신경과, 소아과)에 따라서는 상당히 자주 시행되는 시술이다.
- 골수주사(신경과), 요추마취(마취과)도 거의 동일한 방법으로 가능하다.
- 어렵지는 않지만, 척수에 근접한 위치에 바늘을 찌르는 위험한 시술이기 때문에 신중하게 하는 것을 잊어서는 안된다!!

〈준비물〉

- 요추천자바늘
- 멸균장갑
- 소독
- 거즈
- syringe(10mL)
- 국소마취용 Xylocaine
- 23G바늘

(필요에 따라) spitz(검체용기), 압력측정용 루트

〈시술〉

어떠한 시술이든 준비가 가장 중요! 빠진 물건 없이 준비한다.

① 환자에게 등을 완전히 구부리게 한다.

자세를 확실히 하는 것이 요추천자 성공의 열쇠!

② 천자부위를 확인하고 표시를 해 둔다(소독에 의해 지워지지 않도록 한다).

③ 장갑을 끼고, 등의 넓은 부위에 소독한다.

④ 천자부위를 국소마취한다.

⑤ 척추전자 바늘로 천천히 찌른다.

- 좌우장골능(골반의 상연부위로 배꼽위치에서 수평으로 움직였을 때 튀어나온 부위 주변)을 이은 선(Jacoby선) 위가 L4, 이것을 기준으로 성인은 L2이하, 소아는 L3이하의 극간을 찌른다. 낮은 위치가 마미(caudae-quina, 신경총)이기 때문에 안전하다
- 바늘을 찌를때는 천천히 신중하게 한다. 긴장할 필요는 전혀 없다.

> 익숙해지면, 손의 감각으로 바늘이 지주막하강에 닿는 것이 느껴지지만, 위험한 시술이므로 신중하게 합시다.

- 환자의 체위가 조금이라도 틀어지면, 좌우가 비틀어지게 되므로, 여러 시점에서 보고 환자의 등 정가운데를 찌를 수 있도록 한다.

⑥ 조금 씩 바늘이 들어갈 때마다, 내통을 제거하고, 골수유출의 유무를 확인한다.

⑦ 골수액의 유출이 확인되면 내통을 제거하고, 검체를 채취한다.

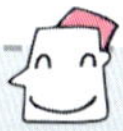

선배로부터의 조언

꽤 침습적(invasive)인 시술이기 때문에 시술 전에 반드시 요추천자술기와 관련된 책을 읽고, 또 윗년차가 하는 것을 보고 하나하나 머리 속에 이미지로 담아두자! 그상태에서 처음 시행시에는 반드시 윗년차 back cover하에 시행하고, 시행할때는 당당하게 하자! 환자가 초심자인줄 알면 힘을 많이 주기 때문에 술기가 더 어려워지고 술기 후에 complaint을 할 수도 있다! (심하면 보호자에게 멱살을 잡힐 수도!! ――; 특히 소아환자 부모들...)

경비위관 삽입(NG tube)

위 내용물 흡인이나 세정, 상부소화관출혈의 유무 확인, 경장영양, 복부시술 등에 경비위관을 환자에게 삽입한다.

〈준비물〉

- 위관(14Fr 또는 16Fr)
- Xylocaine jelly
- 장갑, 거즈

〈시술〉

① 위관 끝과 콧구멍에 Xylocaine jelly를 바른다. [xylocaine jelly는 국소 마취제로서 환자에게 비위관삽입시 발생할 수 있는 불편감을 다소 줄일 수 있음]

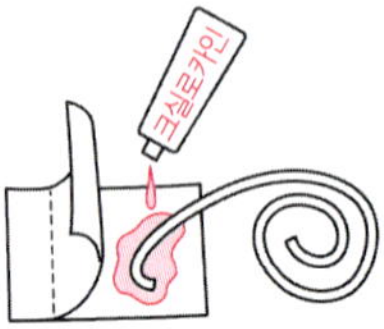

위관이 들어있던 비닐을 이용해서 Xylocaine jeiiy을 묻힌다.

② 콧구멍부터 위관의 굴곡이 아래로 향하게 한 후 위관을 삽입한다. 위관을 거의 수직으로 세워서 집어 넣는다. 금새 막혀버리는 경우에는, 반대쪽 콧구멍으로 시도해 본다.

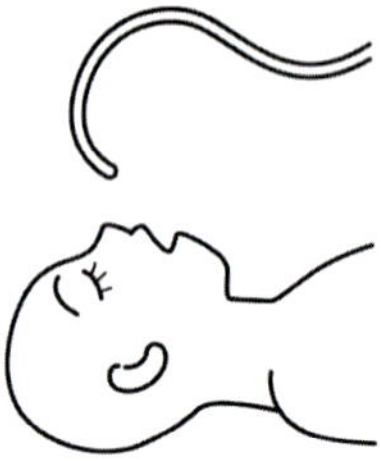

커브를 아래방향으로 삽입한다.

③ 위관이 인두에 닿으면, 위관을 180도 회전시키고, 위관의 끝 굴곡진 부분을 아래쪽 방향으로 넣는다. 환자에게 위관을 침을 삼키듯 삼키라고 지시하고, 그에 맞추어 집어넣는다.

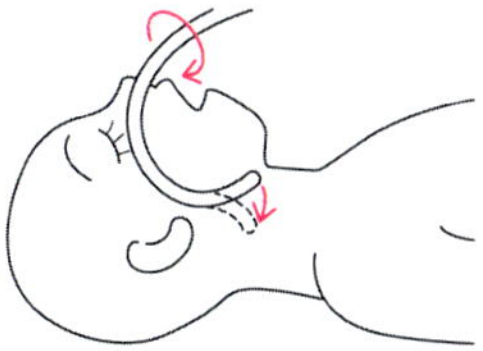

(180도 회전시켜, 식도에 넣기 쉽도록 한다.)

④ 위관을 50~60cm 삽입하고,

(1) 위 내용물이 흡인 되는가

(2) Syringe에 공기를 넣어, 위로 공기가 들어가는 것이 청진 되는가

상기 (1) (2)이 확인되면 위안에 위관이 유치되어 있는 것이다.

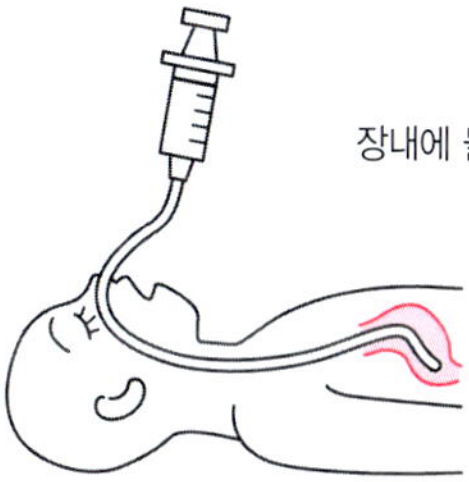

장내에 들어가는 것을 확인

⑤ 위관이 위안으로 들어간 것이 확인 되면 테이프로 고정한다(위관이 콧구멍에 닿지 않도록 고정한다. 장기삽입하는 경우, 닿으면 궤양이 생긴다!)

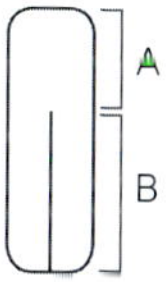

테이프에 칼집을 넣어 A부분을 코에 붙이고, B부분은 위관에 감아 고정한다.

선배로부터의 조언

어디까지나 이것은 기본적인 방법, 익숙해지면 관의 굴곡 같은 건 관계 없습니다

제3장 인턴, 레지던트에게 필요한 술기에 대한 요령

흉강 드레인의 관리

선배로부터의 조언

흉강 드레인은 개흉술 후나 기흉, 혈흉, 농흉, Chylothorax의 흉수(다량)가 있을 경우에 사용하고, 폐의 허탈을 개선하고, 내용물의 상태를 보기 위한 역할을 합니다.
수련의 시절에 본인 혼자서 삽입하는 기회는 많지 않을 거라고 생각하지만, 흉강 삽관의 관리는 할 줄 알아야 합니다.

〈관리의 포인트〉

① 흉관삽관백(Chest drainage tube bag)

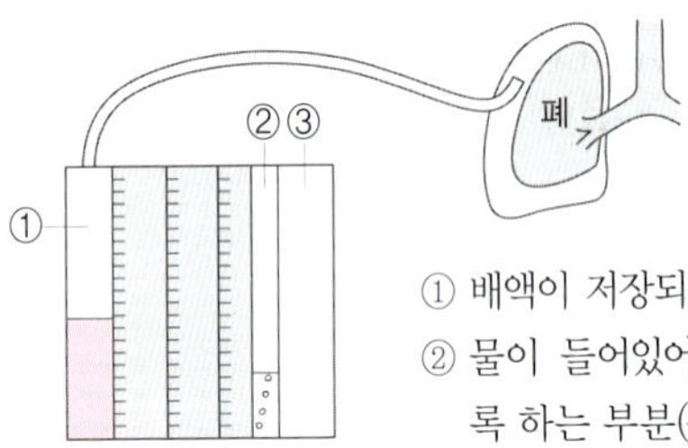

① 배액이 저장되는 부분

② 물이 들어있어, 나온 공기가 역류하지 않도록 하는 부분(수봉) 여기서 air leak를 본다.

③ 흡인압을 설정하는 부분(액체가 들어있다. 또는 디지탈인 것도 있다.)

② 흉강 드레인 보는 포인트

■ air leak는 없는가.

②부분에서 보글보글 공기가 나온다면, air leak가 있다고 본다.

air leak가 있다면,

- 폐 (또는 기관지) 에서 공기가 세고 있다.
- 흉강내에 남아있던 공기가 나오고 있다.
- 드레인과 체스트백이 빠져있다.
- 회로에서의 공기누출 등의 가능성이 있다.

▣ **배액의 양, 색 투명한가?** → ①번 부분을 본다

- 1일량(mL/1일) : 하루에 만들어지는 흉수의 량은 80mL라고 하며, 1일 배액량이 그 이하라면 드레인을 빼도 흉수는 모이지 않을 것으로 생각된다. 수술 후라면, 150mL/1일 이하로, air leak가 없어지고, 흉부 ×선에서 폐의 확장이 확인되면 발관가능하다.

흉수저류가 있는 경우, 외관에서 원인을 추정할 수 있다.

① 황갈색, 투명

흉수검사를 통해, 누출성과 삼출성으로 나눌 수 있다.

누출성 : 심부전, 간경변, 저단백혈증 등

삼출성 : 결색성, 암성흉막염 등

Light의 기준(아래의 것들 중 1개라도 일치하는 경우는 삼출액)

① 흉수 TP(total protein) / 혈청 TP > 0.5

② 흉수 LDH(lactate dehydrogenase) / 혈청 LDH > 0.6

③ 흉수 LDH > 220(혈청 LDH의 상한) x 2/3 ≒ 146.6

그 밖에, 삼출액이 혼탁한 경우도 있다.

② 혈성 : 결핵성, 암성흉수, 출혈 등

200mL/시간 이상의 출혈이 있는 경우 → 수술로 지혈!

③ 하얀색 : Chylothorax

④ 농성 : 세균이나 결핵에 의한 농흉

▣ **호흡성변동은 있는가** → ②번 부분을 본다

- 호흡에 의해 ②부분에 들어간 물의 수면이 들썩이면, "호흡성변동"이 있다고 본다.
- 호흡성변동이 있다면, 드레인이 흉강내에 잘 들어갔다고 볼 수 있다.
  다만, 폐가 넓어져 air space가 좁아지면 호흡성 변동을 볼 수 없게 되지만, 그게 정상이다.(→ 흉부 X 선으로 폐가 넓어져 있는지 확인한다)

호흡이 변동이 없고 이상한 경우

- 드레인 끝이 엽간이나 흉벽에 닿아 있다.
- 드레인이 빠져 흉벽내에 있다(피하기종이 증가한다).
- 드레인이 막혀 있다.
- 드레인이 구부러져 있다. 등을 생각해 볼 수 있다.

③ 체스트드레인백의 교환

병동에서 배액이 가득 찬 체스트드레인백 교환을 부탁받는 경우도 있다.

주의 전원을 켜지 않고 드레인을 개방해서는 안 된다!

〈순서〉

드레인 튜브를 집게로 clamp ▶ 백 교환 ▶ 전원을 켠다. (음압 설정 확인) ▶ clamp를 뺀다.

전원을 켜지 않고 clamp를 빼버리면, 음압으로 인해, 백 안에 공기가 흉강으로 들어간다.

도뇨

- 남성 16Fr, 여성 14Fr 정도로 선택
(Fr : 프렌치 = Fr/4mm가 내강의 직경).
- 여성은 요도의 위치에 variation이 있어 어려운 경우도 있다.
- balloon은 소변의 유출을 확인하고 부풀린다(방광으로 들어가기 전에 부풀리면 요도손상!).
- 전립선비대로 저항이 있는 환자에게는 무리하게 넣지 않는다(비뇨기과 선생님과 상의).
- 남성의 경우, 음경을 위로 들어 올리면 넣기 쉽다.

기관삽관

〈준비물〉

- 베개
- 기관 튜브
  (남성 8.0mm, 여성 7.5mm가 기준)
- stilet
- cuff 주입용 syringe
- 후두경
- 장갑
- 흡인
- Xylocaine Jelly

기관 튜브는 cuff가 세지 않는지 확인하고, stilet를 넣어 끝을 구부린다. 후두경은 점등이 되는지 체크!

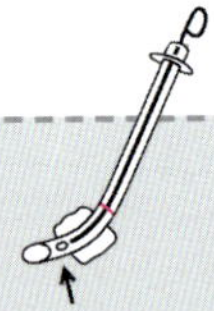

Stilet는 마피 구멍 바로 앞까지 넣는다. 튜브는 끝부분을 구부린다.

〈순서〉

① 먼저 수술하기 위한 환경을 조성한다. 정맥확보와 모니터링을 하고 베개를 놓는다. 환자의 두정부가 침대 끝 부분으로 오도록 몸을 움직이고, 삽관하기 쉽도록 침대의 높이를 조절한다(환자의 두정부가 자신의 배꼽 정도에 오는 높이로 한다).

② 장갑을 끼고, 충분히 마스크환기한다. 바이탈 체크.

③ 환자의 머리를 약간 뒤로 젖히고, 아래 턱을 눌러 내린다. 오른손 엄지와 검지로 입을 크게 벌려 시야를 확보한다.

사전에 구강 상태를 확인한다. 틀니는 빼고, 의치나, 흔들리는 치아가 있다면 주의!

④ 후두경 blade를 오른쪽으로 기울이고, 혀를 왼쪽으로 옮기면서 삽입한다. 이 때, 윗입술이 말려 들어가지 않도록 한다. 후두경을 바로 세우면서, 가능한 속 안 쪽까지 넣는다. 후두경이 정가운데에 있도록 의식하면서, 후두개가 나올 때까지 조금씩 후두경을 빼낸다.

후두개가 보이면, 후두개 밑을 누르면서 blade 앞 부분을 넣는다. 후두경을 전상방으로 밀어올리면 성대가 보인다.

> 이 때, 허리를 구부려 얼굴을 가까이 대고 봐서는 안 된다. 등을 핀 상태로, 넓은 시야를 확보하자!

⑤ 성대에서 눈을 떼지 말고, 침착하게 기관튜브를 입 안 오른쪽으로 넣는다.
기관튜브가 성대를 지나가면, 튜브가 빠지지 않도록 주의하며, 천천히 Stilet을 뺀다. 기관 튜브를 표시 선까지 넣는다.

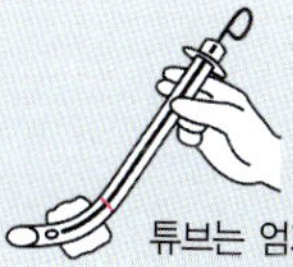

튜브는 엄지, 검지, 중지 세 손가락으로 부드럽게 잡는다.

⑥ Cuff에 공기를 넣고, 기관튜브를 꽉 누르면서, Bag valve mask를 달아 환기하고, 기관안에 들어있는지 확인한다.

▣ 체크

- ☐ 흉벽이 올라가는가?
- ☐ 흉부청진으로 좌우 차이없이 호흡음이 들리는가?
- ☐ 청진으로 위에 공기가 들어있는 소리가 들리지 않는가?
- ☐ 호기 CO_2 모니터(capnomete 등)로 CO_2가 검출 되고 있는가?
- ☐ 기관 튜브가 흐려지는가?

⑦ 경부청진하고, 기도내압을 확인하면서 Cuff 의 공기량을 조절한다.

⑧ 기관 튜브는 남성 22~23cm, 여성 20~22cm로 고정. bite block도 함께 고정한다.

선배로부터의 조언

기관삽관(intubation)은 어려운 술기이므로, 여기에만 열중하여 환자의 상태는 등한시하는 실수를 지지르기 쉬우므로, 항상 환자의 상태와 생체징후(vital sign)을 확인하도록 합시다! 기도삽관 직후에도 바이탈이 크게 움직일 수 있으므로 방심하지 맙시다! 기관삽관시 후두로의 진입이 잘되지 않는 경우도 종종있는데, 이때는 억지로 무리하지 말고 다시 시도해보는 것도 좋습니다.

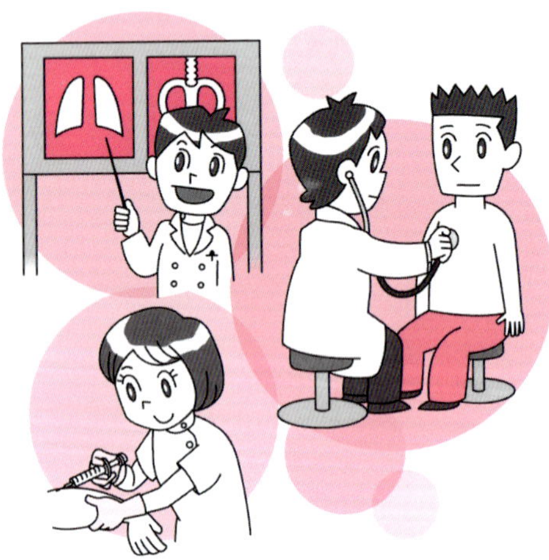

4

짜증안내고 당직서는 방법

전화대응 하는 방법

● 전화로 복통을 호소하는 환자에 대한 대응 예

우선 자신(수련의)에 대해서 밝힌 후, 다음의 내용을 유선상으로 확인

① 나이·성별(이름)
② 우리병원에서 진찰받은 적이 있는가
③ 증상에 대하여
- 언제부터
- 어떻게(ex. 간헐통인가 지속통인가)
- 동반증상은 있는가(ex. 구역질·구토, 설사, 발열)
- 식사·수분은 섭취하고 있는가

④ 과거병력·내복

일단 환자보고 잠시후에 대기 또는 전화드리겠다고 하고

대강의 정보를 모으고, 윗년차에게 상담

환자를 받아들일 수 있는 상황이 확인 되었다면

① 응급실이기 때문에 검사가 제한될 수 있다는 것.
② 다른 환자를 진료하고 있는 경우(특히 그 환자가 중환인 경우)는, 기다리게 될 수도 있다는 점.
③ 진찰 후, 귀가가 가능하다고 판단된 경우라도, 반드시 익일 중에 외래 진찰을 받을 것.
④ 처방전 또는 약수첩(복용하고 있는 약제가 기재된 것, 자가약; self medication)을 가지고 올 것.

위 사항을 설명하고, 환자가 이해했다면, 병원으로 오도록 한다.

마지막으로 병원에 오는데 시간이 얼마나 걸리는지도 묻는다.

바로 진찰이 불가능한 경우는, 근처 소방서 전화번호를 알려주고, 가까운 지역에 진찰 받을 수 있는 병원을 소개하는 방법도 있다.

당 병원에서 진료를 받은 적이 있는 경우는, 진료기록카드가 있기 때문에 정보를 얻기 쉽다. 환자가 오기 전에 진료기록카드를 보고 정보를 알아두는 것이 가능하므로, 중요

당 병원에서 진료를 받은 적이 없는 경우는, 만약 다른 병원에서 진료를 받았던 적이 있고, 그 곳에서 진료를 할 수 있는 상황이 된다면, 진료 기록이 남아 있기 때문에 그 쪽 병원으로 보내는 방법도 있다.

대강의 중증도를 파악한다. 그것에 의해, 환자를 기다리는 마음가짐이나, 준비가 달라지게 된다.
구급대에서 전화가 온 경우는, 바이탈(의식레벨, 혈압, 심박수, 호흡수, SpO_2, 체온)은 중요!!

수련의 동안에는, 환자를 받기 전에 한번 윗년차에게 상담한다.

- 입원이 필요한 경우 빈 병실에 있는지
- 병동에 진료하는 환자가 많지 않아 다른 환자를 받을 수 있는 상황인지

이 밖에도 혼자서 마음대로 판단 할 수 없는 일이 많기 때문에 주의.

미리 얘기하지 않으면, 나중에 [들은 적 없어요] 라고 화를 내는 환자도 있다.

미리 알아두면, 얼마 후에 외래에 가면 되는지 판단이 되기 때문에, 준비가 가능하다.

제4장 짜증안내고 당직서는 방법

병동과 응급실에서 긴급상황에 대한 대처법(윗년차가 올 때까지) ①

심폐정지

포인트 끊임없이 심장 마사지

우선 시뮬레이션!

[선생님, ○○씨가 CPA에요!] 라며 간호사가 부른다.
(CPA : cardio pulmonary arrest 심폐정지)

[심전도 모니터, SpO_2 모니터 달아 주세요!]
[구급카트, 제세동기 준비 해 주세요!]
[사람들 모아 주세요!]
[윗년차 선생님 불러주세요!]

- 전화가 걸려 온 경우는, 위의 사항을 간호사에게 전달하면서 병실로 달려간다.
- 의사가 본인 밖에 없다면, 간호사에게 윗년차에게 연락하도록 부탁하고, 본인은 구급조치를 한다.

[○○씨, 제말 들립니까?]
양 어깨를 흔들면서 말을 건다. 반응이 없고,
정상적으로 호흡하지 않는다면 CPR를 시작할지 판단한다.

→ **A : Air way (기도확보)**
두부후굴악선거상법
경추손상이 의심될 경우엔 금기 → 하악거상법

→ **B : Breathing (호흡의 유무확인)**
10초 이상 걸리지 않게 한다 (7~10초로)

→ 호흡이 없는 경우는 2회 숨불어넣기 (인공호흡)

→ **C : Circulaion ( )**
10초 이상 걸리지 않게 한다 (7~10초로)

→ 맥박이 없는 경우엔 다음페이지로

여기서부터는 심장 마사지 : 인공호흡 = 30 : 2 의 주기로 시작.

끊임없이 심장 마사지 하는 것이 가장 중요!

- 양쪽 유두를 이은 선의 정중앙 부분을 100 회/분 의 속도로 심장 마사지한다.
- 인공호흡은 한번에 1초이상(2초간이 아님), 가슴이 약간 상승할 정도로 불어 넣는다.
- Bag valve mask에 reservoir를 연결해 산소 10L/분~15L/분의 속도로 주입한다.

동시에, 손이 부족할 때, 다른 의사가 있다면, 정맥 라인 확보를 부탁한다.

모니터 체크!

VF · pulseless VT(맥 없고 심실빈박) 이라면, 바로 1회 ① 제세동을 하고, 직후에 ② 30 : 2의 CPR을 재개한다. 모니터를 재평가하거나, 맥을 찾거나 하지 않는다. 그것보다는 끊임없이 심장마사지 한다!

↓

2분간 CPR을 실시한 후에 모니터 체크, 다시 한 번 제세동한다.

② 만약, asystole(심정지) 인지, 진폭이 적은 VF인지 알 수 없는 경우는, 제세동 하지 않고, CPR을 계속한다.

① Joule수
- 이상성(biphasic) 제세동기 → 150~200J
- 단상성(monophasic) 제세동기 → 360J(첫회부터)

준말
VF : ventricular fbrillation 심실세동
VT : ventricular tachycardia 심실빈맥
CPR : cardiopulmonary resuscitation 심폐소생

선배로부터의 조언

- CPR을 진행하던 중에 윗년차가 도착한다면, 윗년차의 지시에 따라 움직이면 되지만, 아직 도착하지 않았다면 우선은 CPR을 계속 진행하고 있어야 합니다!
- 기관삽관은 경험이 많지 않을 땐 하지 않는 것이 좋습니다. 우선은 마스크백(mask bag)으로 환기를 시키는 것으로도 어느 정도까지는 괜찮으니, 기관삽관도 잘 못하면서 거기에만 계속 매달려서 정작 중요한 심장압박(compression)은 멈추고 있는 어리석은 행동은 삼가합시다!

Epinephrine(Bosmin)의 투여

VF, Pulseless VT ➡ 첫번째 제세동 후에도 계속 될 경우, 두번째 제세동 실시 전이나 후에 1mg을 정맥주사로 투여한다. 20mL 생리식염수로 보충하고, 10~20초 상지거상(팔꿈치 정중피정맥에 루트를 땠을 때)을 잊지 않고 실시한다. 그 후에도 VF·pulseless VT가 계속 되는 경우, 3~5분 마다 Bosmin 정맥주사를 반복 투여한다.

PEA·Asystole ➡ 정맥라인이 확보 되었다면, 바로 1mg 정맥주사로 투여한다. 자발적인 순환이 가능할 때 까지 3~5분 마다 반복 투여한다.

- 소아인 경우는, 10μg/kg 정맥주사

약물 투여경로의 우선순위

1. 정맥내 투여 2. 골수내 투여 3. 기관내 투여

의 순서이기 때문에, 정맥로가 확보되지 않는 경우는 흉골이나 내과직상의 경골 원위단에 골수로를 확보한다. 기관내투여로는 약물의 흡수가 좋지 않고, 지적투여량도 불명확하다.

준말 PEA : pulseless electrical activity 맥없는 전기활동

소아·유아의 대응법

- 맨 처음에 CPR을 5번 실시하고, 사람을 부르거나 구급대응 시스템에 연락한다.
- 그 후 기도확보를 하고, 성인과 동일한 순서로 CPR을 실시한다.
- 유아는 상완동맥으로 맥박체크한다.
- 유아의 흉골압박 위치는 유두선 바로 아래의 흉골위
- 소아·유아의 압박환기 비율은 2명이 CPR 할 경우 15 : 2로(1명일 경우는 성인과 동일한 30 : 2).
- AED는 1살 이상인 경우에 사용한다.

심장 마사지 하는 방법(유아 : 1살미만)

2개의 손가락으로 하는 압박법과 2명이 하는 경우는 흉곽을 감싸 안고 양쪽 엄지손가락으로 하는 압박법이 있다.

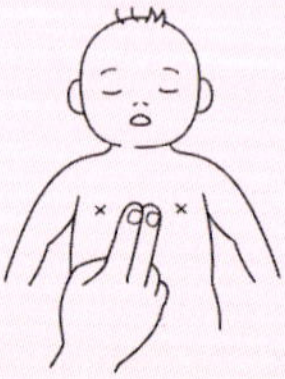

유두 사이의 선 바로 밑 흉골위

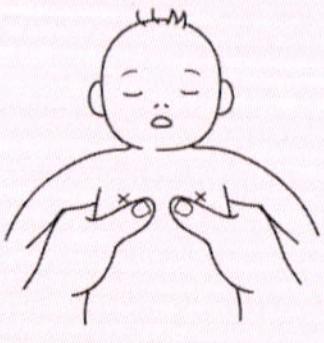

선배로부터의 조언

- 위의 방법은, 윗년차가 오기 전까지 할 수 있는 가장 기본적인 방법입니다. 마음의 준비가 되지 않은 상태에서 이러한 일이 발생한다면 매우 당황하게 되는데요. ……
응급센타에서 CPA를 하는 경우는, 사전에 구급대로부터 정보를 얻을 수 있는 반면, 병동이나 응급실에서의 급변은, 돌연, 아무런 예고 없이 일어납니다. 그렇기 때문에, 응급 상황에 바로 대처할 수 있도록 시뮬레이션 해 두는 것이 매우 중요합니다.
- 사람이 올때까지, 최소한 심장마사지. 인공호흡(마스크백), 제세동 BLS(basic life support : 1차 구명조치)를 하도록 합시다. ……………………………………………
사람이 모이고, 계속해서 심장마사지를 한 후에 정맥라인 확보, 약물투여, 기관내 삽관을 실시합니다(채혈·혈액가스 분석도 마찬가지). 특히 기관내 삽관·약물투여는 윗년차가 도착 한 후에 해도 늦지 않습니다. 혼자서 무리하지 않도록 합니다.

마스크 환기 방법

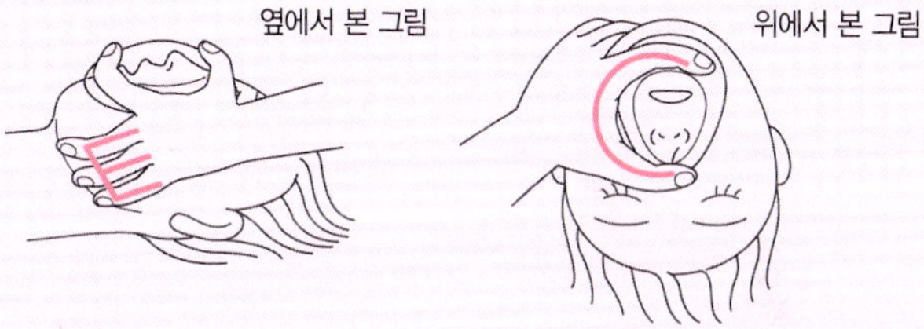

EC법

E (3·4·5번째 손가락)으로 턱을 잡아 올려 기도를 확보한다.
C (엄지손가락·검지손가락)으로 환자의 코와 입을 마스크로 밀폐시킨다. 백을 누를 때 가슴이 확연하게 올라가 있다면, 환기가 되고 있는 것이다. 다음은, SpO_2 로 체크한다.

병동과 응급실에서 긴급상황에 대한 대처법(윗년차가 올 때까지) ②

의식장애

포인트 • 의식장해를 보인다면, 먼저 ABC를 확인한다.

ABC
A : Airway (기도)
B : Breathing (호흡)
C : Circulation (순환)

• 감별은 간단한 것(저혈당 등) 부터 실시한다.
• 의식장해의 감별은[AIUEOTOPS]

A·B·C의 확인 ▶ (불안정) A·B·C의 안정화

▼ 안정

바이탈 확인·의식레벨 혈압·맥박·호흡수·불안정 체온·모니터 장착(ECG·SpO_2·정맥로확보·산소투여 ▶ (불안정) 그것에 대응

▼ 안정

혈당치 체크(간단히 할 수 있는 것부터 실시한다) ▶ (저혈당 ⊕) 50% glucose 20~40mL, 정맥주사

▼ ⊖ 저혈당

알코올 중독·저영양 의심 ▶ (⊕) Vit B_1 (Thiamine) 50~100mg , 정맥주사 또는 수액

〈문진〉

가족이나 구급차 요원로부터
• 발견 시 상태
• 과거병력(당뇨병, 고혈압, 신경질환, 간질, 심장질환, 간질환)
• 약제이력

〈진찰〉

두부~발끝까지 꼼꼼히 체크한다.

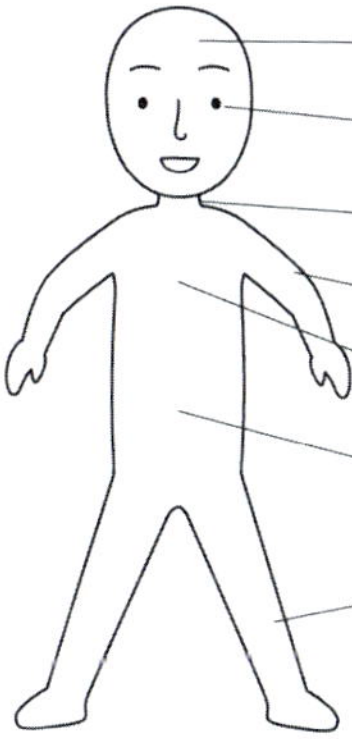

의식장해 감별[AIUEOTIPS]

A	Alcohol 알코올 중독
I	Insulin 저혈당·고혈당(당뇨병성혼수)
U	Uremia 요독증
E	Encephalopathy 뇌증(Wernicke, 간성·고혈압성)
	Endocrine 내분비질환
	Electrolyte 전해질이상
	Epilepsy 간질
O	Opiate or overdose 약물중독
	Oxygen 저산소
T	Trauma 외상
	Temperature 저 또는 고체온
I	Infection 신경질환
P	Psychogenic
S	Shock 쇼크
	Syncopo 실신
	SAH 지주막하출혈

병동과 응급실에서 긴급상황에 대한 대처법(윗년차가 올 때까지) ③

두통

포인트 • ① 이제까지 경험 하지 못한 심한 통증, ② 급성발증, ③ 의식레벨저하, ④ 신경학적소견, ⑤ 바이탈의 이상(특히 혈압상승), ⑥ 반복된 구토

위의 ①~⑥은 긴급함을 나타내는 신호인 경우가 많다.

〈간과하지 말아야 할 질환〉

① 지주막하출혈, 뇌안출혈

② 수막염

그냥두면 매우위험

〈빈도가 높은 질환〉

③ 긴장형두통(근육긴장성두통)

④ 편두통

⑤ 군발두통

특히 많다.

〈실천〉

① 지주막하출혈, 뇌안출혈

급성발증, 극심한 두통 → 의식장해, 신경학적 소견, (반복적인) 구토 → 두부단순 CT → 지주막하출혈, 뇌안출혈 → 전문의에게

치료 윗년차 또는 스태프가 올 때까지 시간이 걸리는 경우는 SBP 140mmHg을 목표로 강압. ① Perdipine(nicardipine) 1~2mg, 정맥주사, 또는 ② Herbesser(diliazepam) 10mg을 NS 10mL에 Mix하여 천천히 IV(1분에 걸쳐), 그 후 수액으로 Herbesser이 5~15μg/kg/분의 속도로 들어가게 지속

예를 들어, 체중 50kg인 경우, Herbesser 250mg + 생리식염수 100mL, 6mL/시간~시작

- 가벼운 두통이라도 지주막하출혈인 경우도 있다. 연령·성별·바이탈, 과거병력 etc으로 종합적으로 판단한다. 의심된다면 윗년차에게 상담하거나 CT를 찍는다.
- 혈압이 높은(180mmHg 이상) 경우가 많기 때문에, 두통 + 혈압상승에는 주의!!
- CT에 찍히지 않는 SAH(마이나리크)가 있기 때문에 주의. 병력이 중요.

준말 SBP : systolic blood pressure 수축기 혈압

② 수막염

선행하는 발열, 감기증상 → 수막자극증상, 의식레벨저하 (이상한 말을 하는 경우가 많다) → 요추천자 (Lumbar) → 수막염, 뇌염

치료 수액소견이 호중구 ↑ 단백 ↑ 당 ↓ → 세균성 → ampicillin + 제 3 세대 ccphem

림파구 ↑, 당정상(바이러스항체값 ↑) → 바이러스성 → 안정, 대증요법

- 세균성은 중증화 되기 쉽기 때문에 간과해서는 안 된다! 입원시키고 항생제 수액 투여한다
- 수액소견에서 세균성인지 바이러스성인지 구별하기 어려운 때는, 우선 세균성으로 치료한다.

③ 긴장형두통(근육긴장성두통)

후두부중심, 양측성, 꽉 조르고 압박하는 듯한 통증이 지속된다. ▶ 비교적만성, 강한 결림이 있다, 스트레스가 많다 ▶ 긴장형 두통

치료 〈처방〉 • Myonal(eperison, 50mg, 근육이완제) 3T #3
Loxonin(loxoprofen, 60mg, NSAID) 3T #3

④ 편두통

청장년의 환자(특히 여성), 편측성, 박동성(욱신욱신한다), 두통이 있기 전에 눈 앞에 반짝임이 보였다(전구증상 있음). ▶ 편두통

치료 〈처방〉 • Cafergot(caffeine+ergotamine) 1T 복용
• 효과 없을 경우 Imigran(sumatriptan) 1T 복용

- 물어보면[편두통이 있어요] 라고 본인이 알고 있는 경우도 꽤 많다.
- Imigran은 심근경색, 허혈성심 질환, 이형협심증의 병력이 있는 환자에게는 금기! 이지만 편두통은 대게 젊은 환자이기 때문에, 그다지 문제는 없다.
- 확실한 진단은 전문의에게 맡긴다.

⑤ 군발두통

중년남성, 편측성, 눈 안이나 주의에 극심한 통증, 수수간군발 ▶ 안구결막충혈, 안면발한, 유루, 음주로 악화 ▶ 군발두통

치료 〈처방〉 • Cafergot 1T, 복용

- O_2 투여로 증상이 개선되는 경우도 많다.

병동과 응급실에서 긴급상황에 대한 대처법(윗년차가 올 때까지) ④

발열

포인트
- 발열로 내원한 환자는 어떠한 수반증상이 있기 마련! 꼼꼼히 문진한다.
- 수반증상으로 어느 정도 질환은 유추할 수 있다.
- 소아를 진단하는 경우는 고막을 보는 것을 잊지 않도록 한다.
- 수반증상은?
  → 두통·인두통·기침·가래·귀가 멍멍함·이통·흉통·
  라음·복통·요부통·전신권태감·림파절종창·관절통 등.
- 원인은 감염증, 악성종양, 교원병, 약제열 등이 있지만, 감염증 환자가 많다.

〈간과하지 말아야 할 질환〉

① 수막염
② 급성충수염
③ 폐염
④ 담도감염증(sepsis로 되기 쉽기 때문)
⑤ 감염성심내막염
⑥ 신우신염
⑦ 패혈증

〈빈도가 높은 질환〉

⑧ 감기(급성상기도염)
⑨ 인플루엔자
⑩ 급성위장염

〈실천〉

① 수막염

→ 112페이지

② 급성충수염

→ 131페이지

③ 폐염

→ 125페이지

④ 담도감염증

→ 132페이지 [급성담낭염]

⑤ 감염성심내막염

- 판막증(MR, AR)이 있는 사람의 발열이 있다면 의심해본다.

판막증등의 기초질환, 발열점상출혈 ▶ 심장 echo, 혈액배양(2세트) ▶

심내강 vegetation
혈액배양 양성(Blood culture: positive) ▶ 감염성심내막염 ▶ 항생제 사용 감수성을 보고 판단 4주간 사용한다

- 중요한 것은 혈액배양검사를 시행한 후, 결과를 기다리지 말고 우선 경험적으로 항생제를 적용(empirical Abx.)해야 한다는 점이다! 배양결과 나올때까지 기다리다간 때를 놓치기 쉽다(환자 죽는다... ---;)!!

⑥ 신우신염

발열(고열인 경우가 많다), 메슥거림 · 구토등의 전신증상 ▶ CVA 압통 ⊕, 뇨혼탁
※ 그 외, 복부 초음파로 수신증(hydronephrosis)이 확인되는 경우도 있다. ▶ 신우신염 ▶

혈액배양, 요배양, 요침사 ▶ 항생제 수액 넉넉하게(이뇨) ▶ 14일간 투여

준말 CVA : costovertebral angle 늑골척추각

⑦ 패혈증

SIRS + 감염증 ▶ 패혈증

SIRS : 전신성염증반응증후군

체온	> 38도 또는 36도
맥	> 90/분
호흡수	> 20회/분 또는 $PaCO_2$ < 32mmHg
백혈구수	> 12000/mm^3 또는 < 4000mm^3
	또는 유약구수 > 10%

4항목 중 2항목 이상이면 SIRS

⑧ 감기(급성상기도염, 이른바 "감기")

- 발열을 비롯해 〈기침, 가래, 콧물, 인후통〉 등의 증상으로 내원.
- 기침과 가래가 주증상이라면 폐렴, 인후통이라면 연쇄상구균 감염증과 편도농양을 간과하지 않도록 해야한다.
- 이른바 정말 "단순 감기(simple common cold)"라면 대증요법(supportive care)만으로 약을 처방하여도 무방(→ 74페이지)

⑨ 인플루엔자

- 겨울은 물론, 그 외의 계절에도 발열 + 관절통, 근육통을 호소한다면, 인플루엔자를 의심한다.
- 코 안쪽을 문지르는 것만으로 검사가능.
- 검사결과가 나올 때까지 마스크를 하게 한다(다른 환자에게 옮기지 않도록).
- 다만, 24시간이내는 양성으로 나오지 않는 경우도 있으니 요주의. 음성이라도 다음 날에 반드시 환자가 재검사를 받도록 한다!
- 인플루엔자 A 또는 B가 양성이라면 Tamiflu이나 Relenza를 처방한다.

포인트
- 성인 또는 37.5kg 이상의 소아 … Tamiflu 1정(75mg)을 1일 2회 5일간
- 유아 … Tamiflu 드라이 시럽 1회 2mg/kg을 1일 2회 5일간

주의 다만, 10살 이상의 청소년 환자의 극히 일부에서 이상행동의 예가 (일본에서) 보고된 적이 있기 때문에, 이 나이대의 환자에게는 본 약제(Tamiflu)의 사용을 보류하는 것이 좋겠다.

⑩ 급성위장염

→ 129페이지

병동과 응급실에서 긴급상황에 대한 대처법(윗년차가 올 때까지) ⑤

현기증

포인트
- 현기증만으로 사람이 죽지는 않는다.
- 신경학적소견이 있다면, 뇌혈관장해 등, 뇌의 기질적 장해도 생각해 본다.
- 잠시 누워 쉬는 것 만으로 좋아지는 사람도 많다.

〈간과하지 말아야 할 질환〉

① 뇌혈관장해(뇌출혈, 뇌경색)

〈빈도가 높은 질환〉

② ① 이외(주로 내이질환)

선배로부터의 조언

① 뇌혈관장해가 확실 하다면, 현기증의 원인질환이 무엇인지는 중요하지 않습니다. 심장의 문제나, 원인을 알 수 없는 것이 50%정도를 차지합니다. 뇌혈관장해가 아닌 경우는, 증상만 개선된다면 귀가시켜도 괜찮습니다.

〈실천〉

① 뇌혈관장해 (뇌출혈, 뇌경색)

SBP ↑ (180이상), 고령·HT·DM·HLP, 흡연 ▶ 의식장해, 신경학적소견 ▶ 두부 CT ▶ 뇌혈관장해 ▶ 전문의에게

② 1번 이외

치료
- 우선은 안정을 취하고 침대에 눕도록 함. 이것으로 증상이 나아진다면 OK!
- 증상의 호전이 없으면, NS 100mL + Meylon($NaHCO_3$) 2A mix하여 30분동안 천천히 수액 정맥주사(IV)
- 구역질이 심할 경우는 NS(100mL + Primperan(metoclopramide) 1A mix하여 30분동안 천천히 수액 정맥주사(IV)

→ 증상이 개선되어 걸어서 돌아갈 수 있다면 귀가

상기치료 2~3회 실시로 증상이 개선되지 않는다면 전문의에게 또는 입원하여 관찰

〈처방〉 Merislon(betahistine) 2T TID, 또는 Adetphos(ATP disodium) 20mg TID

병동과 응급실에서 긴급상황에 대한 대처법(윗년차가 올 때까지) ⑥

경련

포인트

- 대개의 경우 경련은 일시적인 현상으로 몇 분 정도 지나면 없어지는 경우가 많지만, 일부의 환자에게 있어서는 경련이 지속되는 경우가 있다(이러면 응급상황이다!).
- 어쨌든, 경련이 시작 됐다면, 멈추게 할 방법을 생각한다. 경련중에는 호흡이 되지 않아, 저산소뇌증이 되기 때문에, 빨리 멈추게 하지 않으면 안 된다. 30분이상 걸리지 않도록!!
- 원인찾기는 경련을 멈추고 나서 한다. 만약, 도와줄 사람이 많다면, 동시에 찾는다.
- 간질 환자가 내복약 먹는 것을 잊어 버리는 경우도 의외로 많다.

〈실천〉

가능성은 적지만, 저혈당을 알아보기 위해 혈당측정을 하고, 호흡관리가 가능한 상태인지 파악한다(긴급으로 기관삽관 가능한지. 바로 산소투여 가능한지).

서둘러 정맥로를 확보하고, 심전도 모니터, SpO_2모니터, 산소 마스크를 장착한다.

처치

① 먼저 Selsyn(diazepam, 10mg) 1A, 정맥주사(5분 간격으로 2회까지 가능)
② 멈추지 않는다면 Aleviatin(phenytoin, 250mg) 1A 정맥주사(5분에 걸쳐 천천히)
③ 그럼에도 멈추지 않는 경우 10% Phenobarbital 1A 근육주사

멈추지 않을 때는, 주저하지 말고 기관삽관한다.

▼

원인검색

보통은, 경련이 진정되고 나서 생각한다.
병력청취가 중요 → 과거병력, 가족력(경련의 병력, 두부외상, 뇌종양 등)

▼

검사

채혈(전해질)
두부 CT → 두개내병변 검사
요추천자 → 뇌염, 수막염 검사
뇌파 → 입원 후 또는 내원 시 실시.
상기의 3가지 검사만큼의 긴급성은 없다.

병동과 응급실에서 긴급상황에 대한 대처법(윗년차가 올 때까지) ⑦

흉통

포인트
- 흉통이 있다면, 우선 심전도!!! 급성심근경색(AMI)는 시간 싸움!!!
- 당뇨병(DM), 고혈압(HT), 고지혈증(HLP), 흡연, 고령
  → 이러한 사항이 없다면, AMI일 가능성은 적다.

〈간과하지 말아야 할 질환〉

① 급성심근경색(AMI)

② 급성대동맥해리

③ 폐혈전색전증

〈빈도가 높은 질환〉

④ 기흉(①급성심근경색)

〈실천〉

① 급성심근경색 (AMI)

돌연발증, DM, HT, HLP, 흡연, 고령(40대이상)이 한가지 이상 ▶ 심전도이상(ST변화, T파음 전화 etc), 증상지속(30분이상) ▶ 급성심근경색

▼

전문의에게

▼

채혈 [CK, CK-MB, Troponin-I, H-FABP (Heart-type fatty acid binding protein)을 포함하는 LAB] + 산소(O_2) 투여

- AMI는 시간 싸움! 심전도 변화가 있다면 바로 전문의에게로, 채혈결과가 나올 때까지 20~30분 기다리다 늦게 되면 위험한 상황이 생길 수 있다!
- 심전도변화가 있다면 바로 O_2투여, Myocor (nitroglycerin) 스프레이 사용을 지시한다[손은 멈추지 말고, O_2는 FM(facial mask) 6L].
- 시간이 있다면 흉부 X-P, 가능하다면 심장 echo를 실시한다.

준말 AMI : acute myocardial infarction 급성심근경색
DM : diabetes mellitus 당뇨병
HT : hypertension 고혈압
HLP : hyperlipidemia 고지혈증
DVT : deep vein thrombosis 심부정맥혈전증
SBP : systolic blood pressure 수축기혈압

② 급성대동맥해리

돌연발증, 통증이 등 → 가슴으로 이동하는 경우도 있다. 혈압이 좌우차이가 있다(20mmHg 이상). 혈압이 높다(200mmHg을 넘는 경우도 있다).	▶ 흉막골반 CT (단순, 조영)	▶ 급성대동맥해리 ▼ 전문의에게

- Stanford A, 해리가 신동맥·상장간막동맥·총장골동맥을 감싸고 있는 경우는 긴급수술!! 수술실·마취과에 연락하는 등, 준비를 시작한다.

치료 전문의가 올 때까지 시간이 있다면 SBP 110mmHg를 목표로 강압. Herbesser 5~15μg/kg/분으로 지속 수액 투여한다.

③ 폐혈전색전증

급성발증, 쇼크, 실신, 호흡곤란 ▶ 장기와상, 비만, 화학요법중, 골절, DVT, 암의 병력 ▶ 흉부 CT ▶ 폐색전 ▶ 전문의에게

- 전문의가 올 때까지, 혈액가스·심전도를 실행하고, 가능하다면 심장 echo도 실시한다.
- 채혈에서 D dimer 음성이라면 부정적.

④ 기흉

급성발증, 호흡곤란, 호흡음 좌우차이 (마른 체형, 젊은 남성), 기흉의 병력 ▶ 흉부 X-P ▶ 기흉 ▶ 전문의에게

- 빈도는 낮지만, 긴장성기흉인 경우도 있다. 최저 18G 이상의 바늘 몇 개를 제 2~4 늑간쇄골 중선상에 흉강내 자입한다.

치료 숨쉬기가 매우 힘들고, PaO_2·SpO_2가 낮은 경우는, O_2 투여한다.

병동과 응급실에서 긴급상황에 대한 대처법(윗년차가 올 때까지) ⑧

심계항진(심장이 두근거림)

포인트

- 진찰 시에도 계속 되고 있는가?
  계속 되고 있다면, ECG → 부정맥의 치료
  멈추었다면, 안정시 또는 노작의 경우인지 확인
- 흉통의 유무
  유 → 120페이지 참조

심장질환 이외에, 발열, 저혈당, 갑상선기능항진증, 갈색세포종, 빈혈 등으로도 심장의 두근거림이 일어날 수 있다는 걸 머리 속에 넣어 두자.

〈간과하지 말아야 할 질환〉

① 허혈성심질환

〈빈도가 높은 질환〉

② 발작성상실성빈박(PSVT)
③ 발작성심장세동(Pat)
④ 기외수축 ┌ 심방성(PAC)
　　　　　 └ 심실성(PVC)

〈실천〉

① 허혈성심질환

→ 120페이지 [급성심근경색]

② 발작성상실성빈박(PSVT)

ECG
- 빈맥
- 맥규칙적
- narrow QRS

▶ PSVT ▶

미주신경자극
- 경동맥마사지
- 숨참기

▶

- ATP 10mg, 급속 정맥주사
- Vasolan 1A(5mg/2mL) 5분 정맥주사

※ 반드시 ECG 감시하에 실행

▶ 전문의에게 call

③ 발작성심방세동(Paf)

ECG
P 파 없음
F 파 있음
RR 간격부정

▶ 심방세동 ▶

rate control (빈맥시)
- Vasolan(verapamil) 1A(5mg/2mL) 5분 정맥수사
- Digilanogen(deslanoside) 1A(0.4mg/2mL) 5분 정맥주사

※ 반드시 ECG 감시하에 실시한다

- 발증 후 24시간 이상 경과한 경우에는, 제세동을 시행하면 심방내에 생긴 혈전이 튀는 경우가 있기 때문에, rate control을 생각해 본다.
- WPW 증후군의 심방세동에 Vasolan, digitalis 조제는 금기.

선배로부터의 조언

* ATP 투여는 일시적인 심정지가 일어나기 때문에, 환자가 불쾌감을 호소한다. 윗년차와 함께 실시한다.

④ 기외수축

기외수축의 증상만으로 위험해 지는 경우는 적기 때문에, 상태를 지켜본다. 24시간 Holter ECG 등으로 정밀조사한다.

병동과 응급실에서 긴급상황에 대한 대처법(윗년차가 올 때까지) ⑨

호흡곤란(숨쉬기 힘듬)

포인트 • 객관적인 평가가 곤란하다. 자각증상은 개인차가 크다. SpO_2 100%에도 괴롭다고 하는 사람도 있다.

〈간과해선 안 되는 질환〉
① 울혈성심부전
② 폐혈전색전증
③ 폐염

〈빈도가 높은 질환〉
④ 기관지천식
⑤ 과환기증후군
⑥ 기흉

〈실천〉

① 울혈성심부전

기좌호흡 천명 (wheeze) ▶ 흉부 X-P(CTR 확대, butterfly shadow) ▶ 울형성심부전 ▶ 전문의에게

치료
- 울혈이 확인되면, Lasix 1A(20mg) 정맥주사※
(수액량 20mL/시간 정도로 유지하여 루트 확보)
- O_2 투여(혈액가스 시행 후)
- 시간이 있어 가능하다면, 요도 catheter 삽입, 심장 echo 시행

※ 정맥주사 전에 윗년차에게 확인한다. 탈수의 유무 등, Lasix 정맥주사가 적합한지, 수련의가 판단하기에는 어렵다.

② 폐혈전색전증

→ 121페이지

③ 폐렴

기침·가래(농성), 발열 (고령자) ▶ 흉부 X-P ▶ 폐렴 ▶ 전문의에게

- 폐렴이라고 해도, 귀가 가능한 경미한 증상부터 사망하는 중증까지 원인·상태는 다양하다.
- 잠깐 본 진찰로도 중증감이 느껴져, 이상하다고 생각되면 빨리 전문의에게로 보낸다.
- 고령자의 폐렴은 증상이 가볍더라도 요주의! 입원시키는 것이 무난하다.

④ 기관지천식

→ 126페이지

- 응급실로 오는 천식환자는 본인이 천식이라는 것을 알고 있는 사람이 대부분, 천식이 처음 발생하여 오는 환자는 드물다.

⑤ 과환기증후군

젊은 나이, 여성 tetany 증상 (손끝의 저림 etc.), 강한 불안, 스트레스 ▶ 혈액가스(SpO_2 양호) (호흡성 alkalosis) ▶ 과환기증후군

치료 • 안정(천천히 호흡 시킨다.)

- 중증인 합병증이 없는 한 귀가 가능.
- paper bag 법은 최근에는 별로 하지 않는다.

⑥ 기흉

→ 121페이지

병동과 응급실에서 긴급상황에 대한 대처법(윗년차가 올 때까지) ⑩

천식

포인트
- 천식을 가볍게 보지 말자. 중증인 경우는 삽관이 필요할 때도 있다.
- 환자의 상태로 중증도를 판단한다!
  [누울 수 없다.] [대화가 자꾸 도중에 끊어진다.] ← 매우 중증(중발작이상)

〈실천〉

환자의 상태를 얼굴 색, 대화 하는 법, 동작으로 관찰하면서

- SpO_2 측정
- 청진(천식이 호기·흡기 어느쪽에서 유래하는지)
- 지금까지의 치료파악 이것을 빠르게 실행하고

이것을 빠르게 실행하고

▼

조치로

- 혈액가스 분석
- 흉부 X 선(울혈성심부전의 부정)
- O_2 흡인·β 자극약흡인
- 스테로이드 수액

▼

치료판정

- β 자극약흡인, 스테로이드 수액투여 후 증상·청진으로 SpO_2 개선이 확인되면 귀가 가능. 개선되지 않으면 입원치료한다.

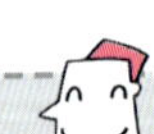

선배로부터의 조언

그 날은 귀가 가능하더라도, 내복·흡인 등의 지속적인 치료가 필요하므로, 환자가 다음날 반드시 내원하도록 한다.

〈처방예〉

- β자극약흡인 Meptin(procaterol) 0.3mL + NS 1mL
  또는 Venetlin(salbutamol) 0.3mL + NS 1mL
- 스테로이드 수액 : Saxizon(hydrocortisone) 300mg + NS 100mL, 한시간 동안 천천히 IV투여

① 흡인에 Bisolvon은 섞지 않아도 된다.
② 흡인지시를 내리는 것 만으로 끝내지 말고, 흡인 후에 진료하여, 천식의 상태를 확인한다.
③ 상태가 좋지 않다면, 스테로이드 수액과 흡인을 동시에 실시한다. 흡인이 끝날 때까지 기다리지 않아도 된다.
④ 수액에 neophyllin은 넣지 않아도 된다. 효과가 바로 나타나지 않기 때문에, 특히 긴급한 상황일 경우엔, 넣어도 의미가 없다. 입원 후 혈중농도를 측정시에 사용된다.

메스꺼움·구토

포인트

- 복부에 관련한 다양한 질환은, 메스꺼움이나 구토를 일으키는 원인으로 작용한다. + α의 그 외에 증상도 청진한다.
- 수막염·지주막하출혈 등의 복부 이외의 질환도 놓치지 않도록 한다! + 부정한다!
- 원인으로써, 젊은층에게서 바이러스성 위염이 많다.
- 젊은 여성의 경우 임신의 가능성도 참고사항에 넣는다.

〈간과하지 말아야 할 질환〉

① 수막염
② 급성충수염
③ 급성췌장염
④ 지주막하출혈
⑤ 당뇨병성 ketoacidosis

〈빈도가 높은 질환〉

⑥ 급성위염

〈실천〉

① 수막염

→ 112페이지

② 급성충수염

→ 131페이지

③ 급성췌장염

→ 131페이지

④ 지주막하출혈

→ 112페이지

⑤ 당뇨병성 ketoacidosis (→ 137페이지)

탈수의 징후·고혈당 ▶ 혈액가스분석 → 대사성 acidosis, anion gap 확대, 뇨 ketone 양성 ▶ 당뇨병성 ketoacidosis ▶ 전문의에게

- 당뇨병 과거병력이 있는지, 떠올려본다.
- 젊은층, 돌연발증, 1형 DM도 있다.
- 복통을 동반하는 경우도 있다.

⑥ 급성위염

메스꺼움·구토, 설사, 때때로 발열 ▶ 놓치면 안되는 질환이 부정적 ▶ 급성위염 ▶ 바이러스위염인 경우가 많고, 대증요법한다.

치료
- 환자는 물을 마시지 못하고 구토·설사 등으로 대량의 전해질·수분이 빠지고 있을 가능성이 크다. 그러므로 보액을 실시한다.
- 세포외액 정맥(IV)투여
  구역질이 심하다면 Primperan(metoclopramide 10mg) 1A + NS 100mL
- Nauzelin(domperidone 60mg) 좌약 2회/1일 까지
  설사가 있는 경우는 → 75페이지

복통

포인트

- 응급실에서는, 간염성 위장염, 변비, 가스저류가 대부분
- 통증에 기복이 있는 경우(간헐통) 에는 소화관의 기능성질환(변비, ileus, etc)을 의심해본다. 통증의 유형이 중요!
- 변의 상태, 배변의 유무, 수반증상을 체크! 이것이 진단하는 데 매우 도움이 된다.
- 안일한 Buscopan(scopolamine butylbromide, 진경제) 사용은 금지! 원인이 명확해지지 않은 상태에서 진경제를 남발하면 Ileus(장마비, 장폐쇄)가 되버리는 경우도 있다.

〈간과하면 안되는 질환〉

① 소화관천공
② 장폐색
③ 급성충수염
④ 급성췌장염
⑤ 급성담낭염

〈빈도가 높은 질환〉

⑥ 변비
⑦ 가스저류
⑧ 감염성장염
⑨ 위염, 위궤양
⑩ 요로결석

〈실천〉

① 소화관천공

심한 복통, 복막자극증상(근성방어, Blumberg증후), 발열 ▶ 흉부 X-P(입위) free air + ▶ 소화관천공 ▶ 전문의에게(긴급수술 할 경우도)

- 서지 못하는 사람은 복부좌측와위 X-ray로도 OK
- 환자가 Abd. X-ray Erect상 free air(-)이지만 증상이 심한 경우 복부조영 CT·소화관조영을 실시할 수 있다.

② 장폐색

구토, 복부팽만, 배변배가스 결여 ▶ 복부 X-ray Erect [niveau(air-fluid level), 소장·대장 가스] ▶ 장폐색 ▶ 전문의에게

- 마비성 ileus가 가장 많다. 장잡음은 감약~소실
- 아프더라도 buscopan 사용은 금지
- X-P(Abd. Erect X-ray) 로는 소견이 확실치 않으나. 장폐색이 의심되는 경우는 조영 CT를 실시한다.

③ 급성충수염

심와부통 McBurney 압통, Blumberg 증후 ▶ 흉부 X-P(충수주위의 소장가스), 복부초음파(충수종대), 복부골반 CT(단순조영 : 충수종대) ▶ 급성충수염 ▶ 전문의에게

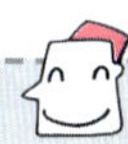

선배로부터의 조언
충수염은 긴급수술을 필요로 할 경우도 있는 질환
환자에게 항생제를 처방하여 귀가시키지 않도록 주의!!!!

④ 급성췌장염

복통, 등쪽통증, 알코올 과음, 전굴로 증상경감 ▶ 혈중, 뇨중 아밀라아제↑↑, 복부 CT, 초음파(췌장비대) ▶ 급성췌장염 ▶ 전문의에게

- 급성췌장염은 ICU로 집중치료가 필요한 경우도 있다. 설비가 부족한 시설에서는 치료가 가능한 의료시설로 보낸다.
- 탈수가 심한 경우가 많으므로, 심기능이 괜찮다면 수액은 많은 양을 투여한다.
- 혈액가스는 중증도 분류에 필요하기 때문에 가능하다면 뽑아 둔다.

⑤ 급성담낭염

증상		검사		진단
우상복부· 심와부의 산통·압통, Murphy 증후, 발열, 황달	▶	복부 X-P(소장가스 +, 결장가스의 분포이상, 담도계 이상가스) 복부 echo(주사시압통, 담낭종대, 담낭벽비후) 복부 CT(단순·조영)(담낭종대, 담낭벽비후)	▶	급성담낭염

종대
- 장축 > 8cm
- 단축 > 4cm

벽비후 > 4mm

치료 • 각종배양제출후, 항생제 시작
Cefmetazon 1회 1.0g, 3회/1일, 수액 정맥주사

- 급성담낭염은 중증도에 따라서 담도 drainage, 수술이 필요하게 될 경우도 있고, 조치가 늦으면 사망에 이를 수도 있는 질환이므로, 진단이 확정되면 가능한 빨리 전문의에게 상담한다.

⑥변비, ⑦ 가스저류

증상		검사		진단
복통(통증에 기복 있음), 하복부전체에 압통, 배변·배가스의 결여, 젊은 여성	▶	X-P(대장가스저명)	▶	변비, 가스저류

치료 ① 가스가 위에서~십이지장상부에 이르기까지 차 있다면, 위관삽입하여, 가스를 뺀다.

② 변이 하행결장에서~직장까지 차 있다면, GE조건이 맞는 경우는 상기 ①②의 시술로 증상이 많이 개선되지만, 그 밖에 경우는, 증상을 빠르게 개선시키기는 어렵다.
증상이 심하다면, buscopan 1A 정맥주사 or 근육주사를 투여하고, 참을 수 있는 정도라면 귀가시켜도 된다(배변 ⊖라면 하제를 처방해도 좋다).

- 가스가 저류하고 있어도, 배변, 배가스가 있는 경우도 있으므로 주의한다.

준말 GE : glycerine enema 글리세린 관장

⑧ 감염성장염

복통, 설사·구토, 발열, 가족에게도 동일한 증상	▶	감염성장염

치료
- 기본적으로 안정을 취하는 수 밖에는! 다만 탈수의 위험이 있으므로 수분을 섭취한다.
- 구역질·구토가 심하여 수분섭취가 불가능한 경우는 수액을 실시한다.
- 환자를 안심시키기 위한 과정으로, Biofermin(정장제, probiotics) 3P #3를 처방해도 좋다(아무런 약도 처방하지 않으면 이상하게 생각하는 환자도 있다!).

⑨ 위염, 위궤양

복부지속통, 식후통증↑↑, 스트레스 과다	▶	위염·위궤양

- 먼저 출혈의 유무를 확인한다!
- 구혈, 하혈, 타르변(흑색변), 불분명하다면 직장진찰, 위관삽인하여 생리식염수 주입 흡인하고 색을 확인함.

치료 출혈 ⊖라면 gaster D(ranitidine, 산분비억제재, 10mg) 2T #2
출혈 ⊕라면 전문의에게

⑩ 요로결석

산통발작(복부, 요부)	▶	• echo(결석 ⊕, 수신증) • KUB· • 요검사(잠혈 ⊕)	▶	요로결석

치료
- 자연배석을 기대하면서 수액을 많이 투여한다.
- 통증에 있어서는 Voltaren 좌약(diclofenac, 50mg, NSAID) 삽항, 또는 Buscopan(scopolamine butylbromide, 진경제) 1A 정맥주사 또는 근육주사
- 통증이 있어도 컨트롤 가능하다면 귀가시키고〈Voltaren 좌약(50mg) 처방〉 비뇨기과에서 조기진료 받도록 지시한다

순말 KUB : kidney-ureter-bladder 신장요로방광촬영

병동과 응급실에서 긴급상황에 대한 대처법(윗년차가 올 때까지) ⑬

마비

포인트

- 만약 환자가 마비(신체의 어느 부위가 됐든..)를 호소한다면, 우선 신속하게 뇌신경·상지·하지·전신의 신경학적 진찰을 하면서, 동시에 윗년차에게 노티(Notify)해야 한다(동시에 해야지 노티만 한 후 한가로이 환자를 깔아놔서는 절대 안된다!)
- 가족이나 구급대원으로부터 발증시각을 묻는다. → 3시간이내의 뇌경색이라면, Rt-PA을 써야할 가능성도 있다.

준말 rt-PA : recombinant tissue-type plasminogen activator 유전자 변형 조직 plasminogen 활성화 인자

〈간과해선 안 되는 질환〉

① 뇌경색

② Guillain-Barre 증후군

〈실천〉

① 뇌경색

신경학적소견 ⊕ ▶

영상
CT : early CT sign ⊕
뇌구의 소실 or 협소화
낮은 저흡수역
피골경계 불명료
렌즈핵 불명료
MRI 확산강조영상으로 HIA ⊕ 소견

▶ 뇌경색 발증 3시간이내라면 rt-PA일 가능성 ▶ 전문의에게

② Guillain-Barre 증후군

급성발증, 전행하는 감기와 같은 증상 근력저하, 심부건반사저하 마비

▶ 진단하기가 좀처럼 쉽지 않다.

전문의에게 ▶

심전도모니터, SpO_2 모니터
면역 globulin 정맥주사요법(IVIG) 또는 혈장교환 고려

준말 IVIG : intravenous immunoglobulin 면역 globulin 정맥주사 요법

약 15%에게 후유증을 남기기 때문에, 경미한 증상이라도 입원이 필요.

병동과 응급실에서 긴급상황에 대한 대처법(윗년차가 올 때까지) ⑭

저림

포인트

- 과환기의 환자가 자주 호소한다. 그럴 때에는 불안해 하는 환자에게 위험한 병이 아니라는 것을 얘기해 주고, 긴장하지 않도록 한다.
- 전해질 이상이나 당뇨병이 원인인 경우가 많으므로, 채혈하여 확인한다.

〈빈도가 높은 질환〉

① 과환기증후군

② 경추증, 요추 추간판 탈출증

③ 그 외

〈실천〉

① 과환기증후군

→ 125페이지

② 경추증, 요추추간판 hernia

증상	검사	소견	대처
손발의 저림, 세밀한 동작이 되지않음 어깨결림	경추 X-P	추간공간 협소화, 골극, 추체 편평화	전문의에게
하지의 마비, 요추	경추 X-P CT, MRI	추간공간 협소화 hernia 소견	전문의에게

③ 그 외

- 당뇨병에 의한 장갑양말형 신경장해
- 말초신경염
- 수근관 증후군

병동과 응급실에서 긴급상황에 대한 대처법(윗년차가 올 때까지) ⑮

당뇨병

포인트
- 당뇨병으로 응급실 진료하는 환자는, 저혈당, 당뇨병성 ketoacidosis, 고혈당 고침투압 혼수의 세가지 경우!
- 각각의 포인트를 잘 잡아내는 것이 중요하다.
- 혈당치, 혈액가스 소견으로 위 3가지는 감별 가능하다.

〈진찰·검사순서〉

① 우선 저혈당 검사

환자의 손가락 끝이나 귓볼에서 피를 살짝내서 검사 하면 30초 이내에 저혈당인지 아닌지 알 수 있다.

저혈당이였다 → YES → **치료**
IV line확보하여,
50% 포도당 40mL 정맥주사
의식이 있다면, 엿이나 포도당을 먹게 한다.

↓ NO

② 혈액가스분석

우선으로 보는 것은 pH 와 AG(anion gap)

Acidosis·AG 증가가 있다 → YES → 당뇨병성 ketoacidosis (DKA, pH 7.3 미만)

↓ NO

고삼투성고혈당증(HHS)

치료는 당뇨병성 ketoacidosis에 준한다.
구체적인 감별은 [부록] 171페이지 참조.

당뇨병성 ketoacidosis

포인트
- 원인은, 상대적, 절대적인 인슐린의 결여
- 치료의 목적은 acidosis의 개선
- 전해질(특히 K치)은 상태가 안정 될 때까지 수시로 체크

치료 **수액보충**

- 환자가 탈수상태 이므로, 충분한 수액보충이 불가결!

NS(생리식염수) 500~1000mL/hr 정맥(iv)투여하고, pH, 혈중 Ketone체, 혈당, Na, K, 소변량을 보면서 적절하게 NS 투여속도를 증감한다.

인슐린 보충

- 초기수액 개시 후, 0.1~0.2 단위/kg을 지속적 정맥주사.

㉩ 환자의 체중이 50kg라면, Humulin R, 5~10단위/시간으로 지속적 정맥주사

예를들어, Humulin R 50단위 (0.5mL)를 생리식염수 49.5mL에 녹이면, 1mL = 1단위가 된다.

전해질 이상

- 인슐린 보충을 시작으로 혈중의 K가 세포내로 들어가 저 K 혈증을 일으킨다. 그렇기 때문에 K의 보정을 실시한다.

㉩ 아스 K(아스파라 K 주사액) 1A 수액안에 혼주

Kaliumu 조제사용시는 수액의 농도를 생각해야 한다.
Kaliumu 조제 → • 아스파라 K : 1A 10mEq,
• K·Cl 주사액 : 1A 40mEq

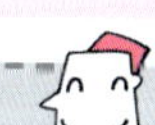

선배로부터의 조언
- Kaliumu의 투여는 40mEq/L이하(말초정맥으로 고농도의 Kaliumu를 투여하면, 혈관통이나 정맥경화가 생긴다)나, 20mEq/시간 이하로 1일 투여량은 100mEq 를 넘지않도록 하는 것이 필요.
- 혈당치는 100mg/dL/시간을 넘지않도록 낮춘다(급속하게 낮추면 뇌부종을 초래한다).

고 칼륨혈증(hyperkalemia)

포인트

- 고 칼륨혈증(>6mEq)이 확실하고, 심전도 이상이 나타나는 경우, 아래의 긴급치료가 필요

치료

① Calcicol(8.5% calcium gluconate) 1A(10mL),
… 2~3분에 걸쳐 정맥주사

② GI요법
Humulin R(HR) 10단위 + 10% DS 500mL(50g의 포도당)
… 5분이상에 걸쳐서 정맥주사

포도당 5g에 인슐린 1단위

③ meylon(7% $NaHCO_3$) 50mL
… 5분이상에 걸쳐서 정맥주사

④ 양이온 교환수지
Kalimate 30g + 미온수 100mL, 주장
… 30분 장내에 유치

〈간과해선 안 되는 질환〉

① 급성신부전

급성신부전은, 응급실에서 고 칼륨혈증을 일으키는 질환의 한가지다.

> **〈먼저 실시해야 할 처치〉**
>
> ① 정맥라인을 확보한다.
>
> ② 요도 catheter 삽입 → 요량을 체크. 요비중을 체크(진한지 or 연한지?)
>
> ③ 신독성이 있는 약을 사용하고 있지 않은가(항균약, 요오드제, 이뇨약) → 사용중이면 중지
>
> ④ 신전성의 원인 가운데, 탈수는 없는가
>
> → 있다면, 수액을 한다.
>
> 생리식염수 500mL … 100~200mL/시간으로 수액 정맥주사
>
> 반대로 심부전에 의한 심박출량저하가 원인인 경우는, 급속수액은 하면 안된다!
>
> 가능하면 중심정맥압 (CVP) 을 체크하고 실시하는 편이 좋다.
>
> ⑤ 고 칼륨혈증은 없는가 → 있다면 138페이지의 치료

위의 처치를 한 후, 구체적인 원인조사(신전성·신성·신후성)를 실시한다.

FEna (나트륨 배설률)

$$FEna = \frac{\text{요중 Na} \times \text{혈청 Cr}}{\text{혈청 Na} \times \text{요중 Cr}} \times 100$$

FEna > 1인 경우 신성신부전

그 밖의 주의

Mg는 신장에서 배출되기 때문에, 신부전인 사람에게 하제인 카마(산화마그네슘)를 처방하는 것을 금지한다(체내에 축적되어 버리기 때문에).

선배로부터의 조언

급성신부전의 경우, 중요한 것은 신전성·신성·신후성의 판단입니다. 그에 따라 치료가 바뀌게 됩니다. 그리고 주목해야 할 것은 BUN, Cr의 상승보다 전해질이나 산염기 평형의 보정입니다.

부 록

임상검사의 항목명칭과 성인기준치

	약칭명칭	정식명칭	기준치	단위
1	Wbc	백혈구	4.0~8.0	$\times 10^9$/L
2	Rbc	적혈구	男 4.5~5.5 女 3.5~5.0	$\times 10^{12}$/L
3	Hgb	헤모글로빈	男 14~17 女 12~15	g/dL
4	Hct	헤마토크리트	男 40~50 女 35~45	%
5	Mcv	평균적혈구용적	男 85~100 女 80~100	fL
6	Mch	평균적혈구헤모글로빈량	男 30~35 女 27~34	pg
7	Mchc	평균적혈구헤모글로빈농도	男 32~36 女 30~35	g/dL
8	Rdw	적혈구용적분포폭	11.4~14.4	%
9	Plt	혈소판	150~350	$\times 10^9$/L
10	Mpv	평균혈소판용적	7.0~10.5	fL
11	Ret%	망상적혈구	8~20	‰
12	Neutro	호중구	40~70	%
13	Band	간장핵호중구	0~20	%
14	Seg	분엽핵호중구	20~70	%
15	Eosino	호산구	0~5	%
16	Baso	호염기구	0~2	%
17	Mono	단핵구	2~10	%

	약칭명칭	정식명칭	기준치	단위
18	Lympho	림프구	25~55	%
19	Bleed-T	출혈시간	1'30"~3'00"	min
20	Pt	프로트롬빈 시간		sec
21	Pt%	프로트롬빈 활성퍼센트	80이상	%
22	Pt Ratio	프로트롬빈 비	0.9~1.1	
23	Inr	프로트롬빈 국제표준비	0.9~1.1	
24	aPTT	활성화 부분 트롬보플라스틴 시간	27~45	sec
25	Hepapla T	hepaplastin test	70이상	%
26	Hrombo T	hrombo 테스트	70이상	%
27	Fib	fibrinogen 양	150~400	mg/dL
28	At-3	antithrombin Ⅲ	70~130	%
29	Fdp	fibrin·fibrinogen 분해산물	10이하	μg/dL
30	D-D Dimer	D dimer	1.0이하	μg/dL
31	Pic	plasmin·plasmin inhibitor 복합체	1.0이하	μg/dL
32	Protein C	protein C	70~140	%
33	Crp	C 반응성단백	0.2이하	mg/dL
34	T-Bil	총 bilirubin	0.30~1.20	mg/dL
35	Ast(Got)	asparagine 산 전이효소	0~38	U/L
36	Alt(Gpt)	alanine 전이효소	4~44	U/L
37	Ld(Ldh)	유산탈수소효소	106~220	U/L
38	Alp	Alkaline Phosphatase	117~335	U/L
39	Lap	leucine aminopeptidase	39~94	U/L
40	Y-Gt	γ-glutamyl-transpeptidase	2~73	U/L
41	Che	cholinesterase	200~450	U/L

	약칭명칭	정식명칭	기준치	단위
42	Ck	creatine kinase	男 54~253 女 40~182	U/L
43	Ck-Mb	creatine kinase MB isozyme	25이하	U/L
44	Amy	아밀라아제	38~126	U/L
45	T-Cho	총 콜레스테롤	130~220	mg/dL
46	Hdl-Cho	HDL 콜레스테롤	男 35~85 女 40~95	mg/dL
47	Ldl-Cho	LDL 콜레스테롤	70~139	mg/dL
48	Tg	중성지방	55~150	mg/dL
49	Bun	요소질소	8.0~19.0	mg/dL
50	Creatinine	크레아티닌	男 0.80~1.30 女 0.50~0.90	mg/dL
51	Ua	요산	男 3.9~7.8 女 2.6~6.0	mg/dL
52	Na	나트륨	136~148	mmol/L
53	K	칼륨	3.6~5.0	mmol/L
54	Cl	염소	98~109	mmol/L
55	Ca	칼슘	8.8~10.8	mg/dL
56	P	무기인	2.4~4.5	mg/dL
57	Mg	마그네슘	1.7~2.3	mg/dL
58	Fe	철	男 80~160 女 70~130	μg/dL
59	Ulbc	불포화철결합능	90~250	μg/dL
60	Cu	동	80~130	μg/dL
61	Zn	아연	65~110	μg/dL
62	P-Amy	췌장형 아밀라아제	18~53	U/L
63	Amm	암모니아	20~80	μg/dL

	약칭명칭	정식명칭	기준치	단위
64	Tp	총단백	6.5~8.0	g/dL
65	Alb	albumin 정량	3.8~5.3	g/dL
66	Btr	총분기쇄아미노산 tyrosine molar 비	4.41~10.05	
67	Bcaa	총분기쇄아미노산	344~713	μmol/L
68	Tyr	tyrosine	51~98	μmol/L
69	혈당	혈당	70~110 (공복시)	mg/dL
70	HbA1c	당화혈색소	4.3~5.8	%
71	Glyco Alb	glycoalbumin	12.4~16.3	%
72	Troponin I	심근 troponin I	0.10이하	ng/mL
73	Myoglobin	myoglobin	20~85	ng/mL
74	H-Fabp (라피체크)	전혈 심장유래 지방산결합단백	(-)	
75	Ccr	creatinine clearance	70.0~130.0	mL/min
76	Accr	amylase-creatinine clearance	1.98~3.22	%
77	소실율 정체율	ICG 소실율 ICG 정체율	0.168~0.206 10이하	%
78	IgG	면역 globulin G	870~1,700	mg/dL
79	IgA	면역 globulin A	110~410	mg/dL
80	IgM	면역 globulin M	35~220	mg/dL
81	IgE	면역 globulin E	400이하	mg/dL
82	Rf	rheumatism 인자	20.0이하	IU/mL
83	β2-micro	β 2-microglobulin	2.0이하	mg/L
84	Lrl 단독	인슐린	2.6~16.0	μU/mL
85	Cpr	C-peptide	1.0~3.5	ng/mL

부록

	약칭명칭	정식명칭	기준치	단위
86	Prolactin (Prl)	뇌하수체호르몬	男 3.6~16.3 女 4.1~28.9	ng/mL
87	Lh	황체형성호르몬	男 1.7~11.2 女 (배란주기에 따라 다르다)	mIU/ mL
88	Fsh	난포자극호르몬	男 2.1~18.6 女 (배란주기에 따라 다르다)	mIU/ mL
89	Afp	α- fetoprotein	20.0이하	ng/mL
90	Cea	암태아성항원	5.0이하	ng/mL
91	Ca19-9	당쇄항원 CA19-9	40.0이하	U/mL
92	Ca125	당쇄항원 CA125	35.0이하	U/mL
93	Ca15-3	당쇄항원 CA15-3	30.0이하	U/mL
94	Ferritin	철저장단백	男 20~280 女 20~120	ng/mL
95	T-Psa	전립선특이항원	0.5~4.0	ng/mL
96	C3	보체 제 3성분	60~140	mg/dL
97	C4	보체 제 4성분	10~40	mg/dL
98	F-T3	유리 triiodothyronine	2.00~3.80	pg/mL
99	F-T4	유리 thyroxine	0.80~1.50	ng/dL
100	Tsh	갑상선호르몬	0.34~3.80	
101	T3	총 triiodothyronine	0.78~1.60	
102	T4	총 thyroxine	4.90~11.0	
103	Bnp	뇌성나트륨이뇨 peptide	18.4이하	
104	U-외관	뇨외관	황갈색, 청	
105	U-Ph	뇨 pH	5~7	
106	U-Sg	뇨비중	1.005~1.020	
107	U-단백	뇨단백	(-)	

	약칭명칭	정식명칭	기준치	단위
108	U-토테이 세이	뇨포도당	(-)	
109	U-잠혈	뇨잠혈	(-)	
110	U-Urobil	뇨 urobilinogen	(+/-)	
111	U-Bil	뇨 bilirubin	(-)	
112	U- ketone	뇨 ketone 체	(-)	
113	U-Wbc	뇨중백혈구	(-)	
114	U-Nit	뇨아질산염	(-)	
115	L 잠혈 1회	변잠혈 1회째	(-)	
	1 개량		100이하	
116	L 잠혈 2회	변잠혈 2회째	(-)	
	2 개량		100이하	

〈주의〉

- 본 임상검사 항목들의 참고치(reference range)는 병원에 따라 다를 수 있습니다.
- 따라서 이 부분은 단지 참고만 하시고, 이 책을 읽는 인턴 및 레지던트 선생님들은 근무하는 병원 검사실의 참고치를 기준으로 환자들의 검사항목 이상 유무를 판단하는 것이 좋겠습니다

부록

도움이 되는 진단기준

급성기 DIC 진단기준

〈기초질환(모든 생체침습은 DIC를 일으키는 것을 염두에 둔다.)〉

1. 감염증(모든 미생물에 의함)
2. 조직손상 _ 외상 열상 수술
3. 혈관성병변
   대동맥류
   거대혈관종
   혈관염
4. toxin / 면역학적 반응
   뱀독
   약물
   수혈반응(용혈성수혈반응, 대량수혈)
   이식거부반응
5. 악성종양(골수억제 증례는 제외함)
6. 산과질환
7. 상기이외에 SIRS를 일으키는 병태
   급성췌장염
   중증 간염(급성간부전, 전격성간부전)
   쇼크 / 저산소
   열중증 / 악성증후군
   지방색전
   횡문근용해
   외
8. 그 외

〈감별이 필요한 질환 및 병태의 진단시에는 DIC와 비슷한 검사소견·증상을 나타내는 아래의 질환 및 병의 상태에 주의하여 감별한다.〉

1. 혈소판감소
   가) 희석·분포이상
      1) 대량출혈, 대량수혈·수액, 외
   나) 혈소판파괴의 항진
      1) ITP, 2) TTP/HUS, 3) 약제성(heparin, valproic 산 등), 4) 감염(CMV, EBV, HIV 등), 5) 자기면역에 의한 파괴(수혈후, 이식후 등), 6) 항린지질항체증후군, 7) 헬프 증후군, 8) SLE, 9) 체외순환, 외
   다) 골수억제, Thrombopoietin 산성저하에 의한 혈소판산생저하
      1) 바이러스 감염증, 2) 약물 등(알코올화학요법, 방사선요법 등), 3) 저영양($VitB_{12}$, 엽산) 4) 선천성 / 후천성조혈장해, 5) 간질환, 6) 혈구탐식증후군(HPS), 외
   라) 위성혈소판감소
      1) EDTA에 의한 것, 2) 검체중 항응고제 부족, 외
   마) 그 외
      1) 혈관내입공물, 2) 저체온, 외
2. PT 연장
   1) 항응고요법, 항응고제혼입, 2) VIt K 결여, 3) 간부전, 간경변, 4) 대량출혈, 대량수혈, 외
3. FDP 상승
   1) 각종혈전증, 2) 상상치유과정, 3) 흉수, 복수, 혈종, 4) 항응고제혼인, 5) 선용요법, 외
4. 그 외
   1) 이상 fibrinogen 혈증, 외

〈진단기준〉

점수	SIRS	혈소판(/μL)	PT 비	FDP(μg/mL)
0	0~2 항목	> 12 만	< 1.2	< 10
1	3 항목 이상	8만 ≤, < 12 만 또는 24시간 이내에 30%이상 감소	≥ 1.2	10 ≤, < 25
2	–	–	–	–
3		< 8만 또는 24시간 이내에 50%이상 감소		≥ 25
DIC	4점 이상			

〈주의〉

1) 혈소판 감소는 스코어산정 전후 24이내에도 가능
2) PT 비 (검체 PT 초 / 정상대조치) ISI = 1.0의 경우는 INR 로 동일하다. 각시설에서 PT 비 1.2에 상당하는 초수의 연장 또는 활성치의 저하를 사용해도 좋다
3) FDP의 대체로써 D– dimer를 사용해도 좋다. 각시설의 측정키트에 따라 오른쪽의 환산표를 사용한다.

〈D- dimer / FDP 환산표〉

측정기트멍	FDP 10μg/mL	FDP 25μg/mL
	D- dimer(μg/mL)	D- dimer(μg/mL)
Sysmex	5.4	13.2
일수	10.4	27.0
Bio view	6.5	8.82
야트론	6.63	16.31
Roche	4.1	10.1

〈SIRS 진단기준〉

체온	> 38도 또는 < 36도
심박수	> 90 / 분
호흡수	> 20회 / 분 또는 $PaCO_2$ < 32mmHg
백혈구수	> 12000/mm^3 또는 < 4000/mm^3 또는 유약구수 > 10%

의식수준 평가표(3-3-9도 방식)

Ⅰ 자극하지 않고 각성하고 있는 상태(1항으로 표현)

1. 대체로 청명하지만, 지금 한가지 확실하지 않다.
2. 판단, 식별장해(시간, 장소, 사람)이 있다.
3. 이름, 생년월일을 말하지 못한다.

Ⅱ 자극하면 각성하는 상태 – 자극을 멈추면 잠이 든다(2항으로 표현).

10. 보통의 목소리로 부르면 쉽게 눈을 뜬다.
    합목적인 운동(예를 들어, 오른쪽 손을 쥐었다 폈다)을 하고 말도 하지만 틀린 게 많다
20. 큰 소리로 부르거나 몸을 흔들면 눈을 뜬다(간단한 명령에 응한다.)
    (의식장해를 판단하는 검사로, 환자에게 손을 쥐었다 펴게 합니다.)
30. 아프게 자극하면서 계속해서 소리를 지르면 가까스로 눈을 뜬다.

Ⅲ 자극해도 각성하지 않는 상태(3항으로 표현)

100. 아프게 자극하면, 뿌리치는 듯한 동작을 한다.
200. 아프게 자극하면, 손발을 움직이거나, 얼굴을 찡그린다.
300. 아프게 자극해도 반응하지 않는다.

의식장해 정도를 평가하는데 쓰인다

〈개안상태 이지만 평가곤란시〉

R : restlessness	불온상태
I : incontinence	실금(대소변이 자신의 뜻과 관계없이 배설됨)
A : akinetic mutism	무동성무언증(무동무언으로 의사소통은 되지 않지만, 각성·수면의 리듬이 있고, 눈을 떴을 때 눈으로 물건을 쫓거나 응시한다.)
Apallic state	실외투상태(실외투–대뇌피질기능을 잃어버린 상태)

의식수준 평가표 – GCS(Glasgow Coma Scale)

구분	반응	점수
개안반응 (E, eye opening)	자발적으로 눈을 뜸	4점
	이름을 부르거나 명령에 의해 눈을 뜸	3점
	통증에 반응하여 눈을 뜸	2점
	어떠한 자극에도 눈을 뜨지 않음	1점
운동반응 (M, motor response)	지시에 따라서 움직임을 보임	6점
	통증자극을 주면 그 자극을 치우려는 반응	5점
	통증자극으로부터 회피하려는 반응	4점
	통증에 대한 비정상적인 굴절반응	3점
	통증에 대한 비정상적인 신전반응	2점
	어떠한 자극을 주어도 전혀 움직임과 반응이 없음	1점
언어반응 (V, verbal response)	적절한 대답, 지남력(orientation)이 있음	5점
	질문에 대한 적절한 대답을 하지 못하나 단어 자체는 올바르게 사용함	4점
	몇마디 단어 반응인 경우	3점
	신음소리, 웅얼거리는 소리 등 파악할 수 없는 소리를 냄	2점
	어떠한 언어적, 소리적 응답이 전혀 없음	1점

(점수)

〈합계점수〉

최고 15점

최저 3점

역자 주

1) GCS는 의식장애 환자의 평가를 위해 사용되고 있으며 크게 개안반응, 언어반응, 운동반응의 3가지 영역을 평가하여 채점하게 됩니다. 점수는 최소 3점에서 최대 15점까지 범위를 가지며 점수에 따른 의식상태 평가는 다음과 같습니다.

2) 3~6점 : Coma(혼수상태), 8~9점 : Semi-Coma(준혼수 상태), 10~15점 : Alert(정상 상태)

3) 환자의 의식상태에 대한 평가를 한 후 점수는 다음과 같이 하는 것이 보통 일반적입니다. E3V3M2 총 8점

4) 만약 기관삽관이나 기관절개를 한 경우는 언어반응 점수에 E(기관삽관, intubation) 또는 T(기관절개, tracheostomy)로 표시하면 됩니다.

치매 진단에도 사용함

한국형 간이정신상태검사 (K-MMSE, Korea-Mini Mental State Examination)

간이정신상태 검사 기록지(한국판)

(건강증진센터)

등록번호

이 름 S/A

문항	점수	채점
1. 오늘은 년 월 일 요일 계절	5	
2. 당신의 주소는 도 군 면 동 시 구 동 여기는 어떤 곳 입니까?	4	
3. 여기는 무엇을 하는 곳입니까? (예: 거실, 주택, 가정집, 아파트, 노인정 등)	1	
4. 물건 이름 세 가지 (예: 나무, 자동차, 모자)	3	
5. 3–5 분 뒤에 위의 물건 이름들을 회상	3	
6. 100–7= , –7= , –7= ,–7= ,–7= "삼천리강산"을 거꾸로 말하기	5	
7. 물건 이름 맞추기(연필, 시계)	2	
8. 오른손으로 종이를 뒤집어서 반으로 접어 무릎 위에 놓기(3단계 명령)	3	
9. 5각형 2개를 겹쳐 그리기 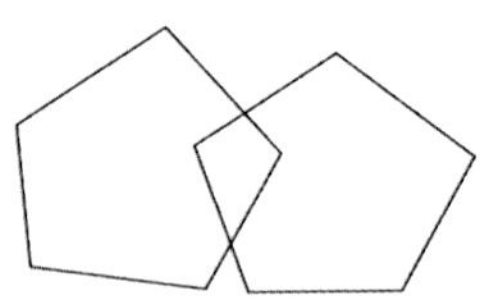	1	
10. "간장 공장 공장장"을 따라 하기	1	
11. "옷을 왜 빨아(세탁)서 입습니까? 라고 질문	1	
12. "길에서 남의 주민등록증을 주웠을 때, 어떻게 하면 쉽게 주인에게 되돌려 줄 수 있겠습니까?" 라고 질문	1	
총점		/ 30점

역자 주

■ K-MMSE는 엄밀히 따지면 치매 진단의 확진도구가 아니라, 대상자(환자)의 전반적인 인지기능을 평가하여 파악하는 노구입니다. 하지만 임상에서는 흔히 치매의 선별검사 도구(Screening Test)로 사용되고 있습니다. 또한 환자에게 치매약제를 처방할때 심평원에서 K-MMSE를 보험기준으로 적용하는 경우가 많기에 잘 알아두어야 하겠습니다. (치매약제들이 대부분 고가입니다. 따라서 보험기준 잘못 적용하며 나중에 병원 보험팀에서 한소리 듣게 됩니다. ㅠㅠ)

■ 이러한 K-MMSE은 크게 지남력, 세단어의 기억등록, 집중력, 계산, 단어회상, 언어 및 공간구성 항목 등으로 구성되어 있습니다. 총 점수는 30점으로 점수가 높을 수록 인지기능이 좋다고 볼 수 있는데, 구체적인 평가는 다음과 같습니다.

① 24~30점 : 정상

② 18~23점 : 경도인지장애 의심 [MCI (minimal cognitive impairment)]

③ 0~17점 : 치매의심

■ 여기서 중요한 것은 검사 대상자(환자)가 무학, 문맹의 경우는 전체 시행점수에서 +4점[시간지남력(1), 주의집중력(2), 언어기능(1)]을 해줘야 한다는 점입니다.

■ 실전적이고 자세한 내용들을 윗년차나 스태프 선생님들의 실제로 시행하는 것을 보고 도움을 받길 바랍니다.

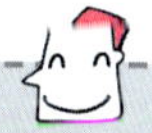

선배로부터의 조언

재빠르게 질문합시다. 여유있게 물으면 치매라도 의외로 점수가 높아질 수 있습니다.

Forrester 분류와 치료

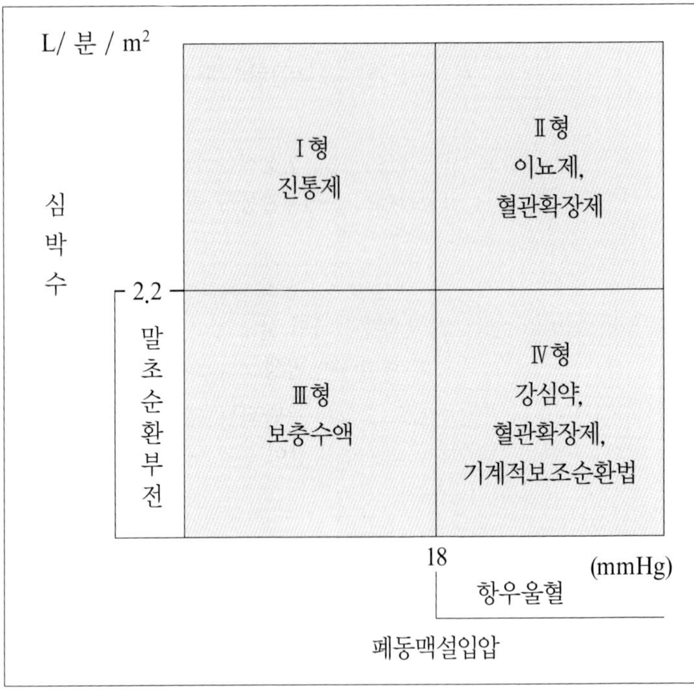

심부전의 분류·치료에 사용

NYHA의 심기능 분류

Ⅰ도	신체활동에 제한이 없는 심장질환 환자. 일상생활에서의 신체활동에, 피로·두근거림·호흡곤란이나 흉심통은 발생하지 않는다.
Ⅱ도	신체활동에 경도제한이 있는 심장질환 환자. 안정시에는 증상이 없다. 일상생활에서의 신체활동에 피로·두근거림·호흡곤란이나 흉심통이 발생한다.
Ⅲ도	신체 활동에 고도 제한이있는 심장질환 환자. 휴식시에는 증상이 없다. 단, 일상생활 이하의 신체 활동에서도 피로·두근거림·호흡곤란이나 협심통이 발생
Ⅳ도	어떠한 신체활동에도 증상이 동반되는 심장질환 환자. 안정시에도 심부전이나 협심증 증상이 존재하고, 신체활동에 의해 증상이 악화된다.

심부전을 동반한 호흡곤란 분류에 사용

Fletcher-Hugh-Jones 호흡곤란도 분류

Ⅰ도	같은 연령의 건강한 사람과 마찬가지로 노동이 가능하고, 보행, 계단 오르내림도 가능하다.
Ⅱ도	같은 연령의 건강한 사람과 마찬가지로 보행은 가능하나, 언덕, 계단은 오르지 못한다.
Ⅲ도	평지조차도 건강한 사람처럼 걷지 못하니, 자신만의 속도로 1.6km 이상 걸을 수 있다.
Ⅳ도	쉬면서 걷지 않으면 50m 이상도 걷지 못한다.
Ⅴ도	대화 할 때나, 옷을 입고 벗을 때도 숨이 차다. 숨이 차서 외출도 불가능하다.

호흡기질환을 동반한 호흡곤란의 분류에 사용

천식예방·관리 가이드라인 2006

〈천식의 장기관리에 있어서 중증도에 대응한 단계적 약물치료〉

중증도[1]		스텝1 경증간결형	
천식증상의 특징	빈도	주1회미만	
	강도	증상은 경도에 가깝다	
	야간증상	월 2회 미만	
PEF FEV1.0[2]	% FEV1.0, %PEF	80% 이상	
	변동	20% 미만	

1) 어느 것 한가지라도 인정되면 스텝으로 판단한다.
2) 증상으로 하는 판단은 중증예나 장기이환예로 중증도를 과소평가하는 경우가 있다.
호흡기능은 기도협착 정도를 객관적으로 나타내고, 그 변동은 기도과민성과 관련있다.

장기관리약 ● : 연용 ○ : 고려	○ 천식증상이 조금 많을 경우(예를들어 월 1~2회), 혈중·가래안에 호산구증가가 있을 때는 아래의 약들 중 한가지의 투여를 고려 · 흡입스테로이도제(저용량) · theophylline 서방제제 · leukotriene 수용체길항약 · DSCG · 항알레르기약[2]	● 흡입스테로이드제(저용량) 연용 ● 그럼에도 불충분할 경우는, 아래의 약들 중 한가지를 병용[3] · theophylline 서방제제 · leukotriene 수용체길항약 · 장기간 작용성 β_2 자극약(흡입/첨부/경구) ○ DSCG나 항알레르기약의 병용가능	
인자가 발작시	단기간 작용성 흡입 β_2 자극약 [1]	단기간작용성흡입β_2 자극약[1]	

1) 발작시에는 단기간 작용성 흡입 β_2자극약을 사용하지만, 감기등의 특수한 증상의 악화인자가 없는 보통의 경우는 단기간 작용성 흡입 β_2자극약의 사용이 불필요한 상태가 되도록 장기관리를 한다. 발작시에도 단기간 작용성 흡입 β_2자극약을 3~4회 / 1일 필요로 하는 날이 주 3일 이상일 경우, 장기관리 스텝업 한다.
2) 항알레르기약 : 본표에서는, mediator 유리억 제약, histamine H^1 길항약, thromboxane A_2 저해약, Th2 cytokine 저해약을 가르킨다.
3) 기재순서는 선택순을 나타내는 것이 아니라. 각 증상의 예를 기준으로, 담당의가 결정한다.
4) 경구스테로이드제는, 간헐투여부터 시작한다.
* 스텝업 할 경우는, 각 스텝의 약제 adherence 가 충분하게 있는지 확인한 후에 한다.

스텝2 경증지속형	스텝3 중등증지속형	스텝4 중증지속형
주1회이상이지만 매일은 아님	매일	매일
월 1회 이상 일상생활이나 숙면에 방해된다	주 1회 이상 일상생활이나 숙면에 방해된다	일상생활에 제한
	단기간 작용성 흡입 β_2 자극약이 거의 매일필요	치료후에도 자주 악화
월 2회 이상	주 1회 이상	자주
80% 이상	60% 이상 80% 미만	60% 미만
20~30%	30%를 넘는다	30%를 넘는다

% FEV1.0 = (FEV 1.0 측정치 / FEV 1.0 예측치) × 100
% PEF = (PEF 측지치 / PEF 예측치 또는 자기최량치) × 100

● 흡입스테로이드제(중용량) 연용 ● 아래의 약들 중 한지, 또는 복수병용[3)] · theophylline 서방제제 · leukotriene 수용체길항약 · 장기간 작용성 β_2자극약 (흡입/첨부/경구) ○ Th2 cytokine 저해약 병용가능	● 흡입스테로이드제(고용량) 연용 ● 아래에 약들 중 복수를 병용[3)] · theophylline 서방제제 · leukotriene 수용체길항약 · 장기간 작용성 β_2 자극약 (흡입/첨부/경구) ○ Th2 cytokine 저해약 병용가능 ● 상기의 약들로도 관리가 안 될 경우 · 경구스테로이드제 추가[4)]
단기간 작용성 흡입 β_2 자극약[1)]	단기간 작용성 흡입 β_2 자극약[1)]

스텝업 : 현재 치료로 컨트롤 되지 않을 때 그 다음 스텝으로 진행한다.
스텝다운 : 치료의 목적이 달성되고, 최소한 3개월 이상 안정이 확인되면 치료내용을 줄여도 좋다. 이후에도 컨트롤 지속에 필요한 치료는 계속한다.

천식발작강도의 분류와 치료

발작강도	*호흡곤란	대화	동작	cyanosis	
소발작	고통스럽지만 누울수 있다.	거의 평소와 다르지 않다.	약간 곤란	–	
중발작	고통스러워 누울 수 없다.	약간 곤란	매우곤란 (가까스로 세면대, 화장실에 갈 수 있다.)	–	
대발작	고통스러워 움직일 수 없다.	곤란	보행 불가능	– ~ +	
매우 심함	호흡감약 호흡정지	불가능	신제동작 불가능	+	

*　호흡곤란의 정도로 발작강도를 판단하고, 다른 항목은 참고사항으로 한다.
- 다른 발작강도 증상이 함께 나타날 때는, 발작강도가 심한 쪽으로 판단한다.

**　스테로이즈 정맥주사 : 4시간 안에 확실한 효과가 나타남. 30분~1시간안에 수액 정맥주사. 처음 : hydrocortisone 200~500mg 또는 methylprednisolone 40~125mg. 이후에는 필요에 따라 4~6시간 마다 정맥주사(hydrocortisone 100~200mg, methylprednisolone 40~80mg)
- 아스피린 천식에는 hydrocortisone succinate는 금지.
- 처음으로 증상이 악화 됐을 경우는, dexamethasone, Betamethasone 4~8mg 정맥주사로 변경한다.

	의식상태	FEV 1.0	**치료**
	정상	70~80%	$β_2$자극약(메프친에어, 사르타놀 등)을 1회 1~2퍼프흡입. 나아지지 않을 땐 20분간격으로 2회 반복가능. 효과 없음·악화시 : $β_2$자극약 1정(theophylline 200mg) 내복.
	정상	50~70%	$β_2$자극약 0.3~0.5mL nebulizer로 흡입. 20~30분 간격으로 반복(HR 130 이하로 유지) • Bosmin 0.1~0.3mL 피하주사. 20~30분 마다 반복 (HR 130 이하로) • aminophylline 수액 : 6mg/kg 을 200~250mL로 해서, 1/2양을 15분, 나머지는 45분으로 수액. • 스테로이드 정맥주사** • O_2 흡입, 항 anticholinergic agent 약의 흡입 추가 고려
	정상	50% 이하	• Bosmin 피하주사(위와 동일) • aminophylline 수액 지속 : 상기의 연속으로 250mg을 5~7시간에 지속 수액 정맥주사(0.6~0.8mg/kg/hr). 혈중농도 10~20μg/mL로 한다. • 스테로이드 수액 반복** • O_2 흡입 • $β_2$자극약 nebulizer 흡입(위와 동일)
	착란 의식장해 실금	측정불가	상기의 치료 계속, 추가로 인공호흡, 전신마취, 기관지세정 등

ARDS와 ALI의 진단기준

폐의 염증과 투과성항진이 특징인 증후군
1. 급성발증 2. 저산소혈증 : PaO_2/FiO_2 300Torr 아래 : ALI : PaO_2/FiO_2 200Torr 아래 : ARDS 3. 흉부 X선에서 양측성침윤영 4. 좌심부전징후 없음(PCW[pulmonary capillary wedge] pressure 의 측정불필요)

호흡부전 감별에 사용
ARDS : acute respiratory distress syndrome 급성호흡촉박증후군
ALI : acute lung injury 급성폐손상

Tuberculin 반응 판정법

반응 평가	기호	판정
발적 9mm 이하	–	음성
발적 10mm 이상, 경결(–)	+	약양성
이중발적 (–) 발적 10mm 이상, 경결 (+)	++	중증도양성
발적 10mm 이상, 경결 (+), 게다가 이중발적, 수포, 괴사 등을 동반함	+++	강양성

음성 : 결핵균감염 병력 없음. 이후, 결핵균감염을 일으킬 가능성 있음

약약성 : BCG에 의한 양성화 가능성. 결핵균에 대한 저항력은 있지만, 이후 발병 가능성이 있다

중등도양성 : BCG에 의한 양성화 가능성과, 결핵균감염의 가능성 모두 생각할 수 있다.

강양성 : 2년이내에 약 5%의 인구에게 결핵이 발병하지만, 일생 한번도 발병하지 않는 사람도 많다. 흉부 X선 등의 정밀 조사가 필요.

〈객담(가래)검사〉

Geckler의 분류(1시야 당 / 100배)

군	호중구(개)	편평표피세포(개)
1	< 10	> 25
2	10~25	> 25
3	> 25	> 25
4	> 25	10~25
5	> 25	< 10
6	< 25	< 25

객담의 검체로 적당한가를 본다.
5 : 검체로써 적정

〈기흉의 폐허탈율〉

Kircher 계산법

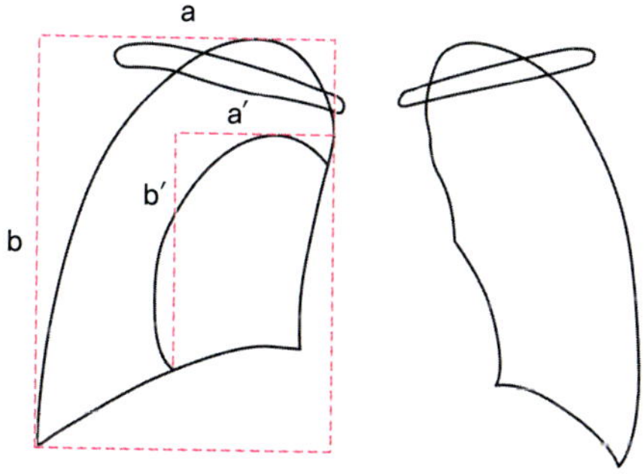

$$\text{허탈율} = \frac{a \times b - a' \times b'}{a \times b} \times 100\ (\%)$$

Ⅰ도 : 폐첨이 쇄골보다 위에 있다.

Ⅱ도 : 폐첨이 쇄골보다 아래에 있고, 허탈율 50% 이하인 경우

Ⅲ도 : 허탈율 50% 이하인 경우

부록

간손상(liver damage) 분류

	A	B	C
복수	없음	치료효과 있음	치료효과가 적음
혈청 Bilirubin치(mg/dL)	2.0 미만	2.0~3.0	3.0 초과
혈청 albumin치(g/dL)	3.5 초과	3.0~3.5	3.0 미만
ICG R_{15}(%)	15 미만	15~40	40 초과
prothrombin time(%)	80 초과	50~80	50 미만

주의 : 간장해도가 2항목 이상에 해당될 경우에는, 높은 쪽의 간장해도로 한다.

간 절제 기준범위를 정할 때 사용한다.

Child-Pugh 분류

	1점	2점	3점
뇌증	없음	경도	때때로 혼수
복수	없음	치료효과 있음	치료효과가 적다
혈청 Bilirubin치(mg/dL)	20 미만	2.0~3.0	3.0 초과
혈청 albumin치(g/dL)	3.5 초과	2.8~3.5	2.8 미만
prothrombin time(%)	70 초과	40~70	40 미만
Child-Pugh	A 5~6점 B 7~9점 C 10~15점		

주위 : 각 항목의 포인트를 가산하고, 그 합계점으로 분류한다.

간예비능력 평가

급성췌장염중증도

〈급성췌장염임상진단기준〉

1) 상복부에 급성복통발작과 압통이 있다.
2) 피, 오줌 또는 복수안에 췌장효소의 상승이 있다.
3) 화상으로 췌장에 급성췌장염을 동반한 이상이 있다.

위 3항목 중 2항목 이상 일치 할 경우, 췌장질환 및 급성복증을 제외한 경우를 급성췌장염으로 진단한다. 다만, 만성췌장염의 급성발증은 급성췌장염에 포함된다. 췌장효소는 췌장 특이성이 높은 것(p–amylase 등) 을 축정하는 것을 권한다.

〈급성췌장염의 중증도판정기준〉

예후인자 (1)

쇼크, 호흡곤란, 신경증상, 중증감염증, 출혈경향
Ht $\leq$ 30%, BE $\leq$ −3mEq/L $\geq$ 40mg/dL
(또는 Cr $\geq$ 2.0mg/dL) 각 2 점

예후인자 (2)

LDH $\geq$ 700IU/L, PaO_2 $\leq$ 60mmHg,
Ca $\leq$ 7.5mg/dL, FBS $\geq$ 200mg/dL, TP $\leq$ 6.0g/dL,
Plt $\leq$ 10 x 10_4/mm^3, PT $\geq$ 15초, CT Grade $\geq$ Ⅳ 각 1 점

예후인자 (3)

SIRS, 진단기준의 양성항수 $\geq$ 3 2점
연령 $\geq$ 70세 1점

예후인자 (1)이 1항목, 또는 예후인자 (2)가 2항목 이상 양성인 경우를 중증급성췌장염이라 하고, 중증급성췌장염은, 예후인자 (3)을 포함한 각 예후인자의 양성항목 점수 합계를 산출한 것을 중증도 스코어로 한다. 중증도판정은 원칙적으로 입원 48시간 이내에 실시하고, 이후, 경시적으로 검안하여 실시한다.

혈중아밀라아제 수치나 lipase수치의 최저나 추이는 중증도에 반영하지 않는다.

내원시에는 경미한 증상이더라도 급격하게 악화되는 경우도 있다(특히 발병 후 48시간 이내).

내원 후 24시간 이내에는 경미한 증상이더라도 24~48시간내에 악화되어 사망한 사망률이 10% 이상으로, 급성췌장염 발병초기 치료가 무엇보다 중요하다.

투석치료의 시작기준

<table>
<tr><td>

Ⅰ 임상증상

1) 체액저류(전신성부종, 고도저단백혈증, 폐수종)
2) 체액이상(관리불능의 전해질·산염기평형이상)
3) 소화기증상(메스꺼움, 구토, 식욕부진, 설사 등)
4) 순환기증상(심한 고혈증, 심부전, 심포염)
5) 신경증상(중추·말초신경장해, 정신장해)
6) 혈액이상(고도의 빈혈증상, 출혈경향)
7) 시력장해(요독증성망막증, 당뇨병성망막증)

1)~7) 소항목 중에서 3개이상 일 경우를 고도(30점), 2개를 중증도(20점), 1개를 경도(10점)로 한다.

</td></tr>
<tr><td>

Ⅱ 신장기능

혈청 creatinine(mg/mL)	점수
(creatinine clearance [mL/분])8 이상(10 미만)	30
5~8 미만(10~20 미만)	20
3~5 미만(20~30 미만)	10

</td></tr>
<tr><td>

Ⅲ 일상생활장해도

요독증증상으로 인해 일어나지 못하는 것을 고도(30점) 일상생활이 현저히 제한되는 경우를

중증도(20점) 통근, 통학 또는 가정내 노동이 곤란한 경우를 경도(10점)으로 한다.

</td></tr>
<tr><td>

Ⅰ~Ⅲ항목의 합계가 60점 이상이면, 투석도입이 적당하다. 다만, 연소자(15세이하), 고령자(60세이상) 또는 고도의 전신성혈관성혈관장해를 동반하고 있는 경우, 전신상태에 심한 장애를 받고 있는 경우는 각각 10점을 가산한다.

</td></tr>
</table>

부록

당뇨병의 진단기준

1	공복시 혈당치 ≥ 126mg/dL, 75gOG 2시간치 ≥ 200mg/dL, 수시혈당치 ≥ 200mg/dL, 중 하나라도(정맥혈장치), 각각 다른 날에 실시한 검사에서 2회 이상 확인되면 당뇨병으로 진단해도 좋다*. 1회의 검사에서 수치가 기준치를 넘을 경우는, 당뇨병형으로 부른다.
2	당뇨병형을 나타내고, 또한 다음의 조건에 일치하는 경우는, 1회 검사만으로도 당뇨병으로 진단이 가능하다. (1) 당뇨병의 전형적인 증상(구갈·다음·다뇨·체중감소)의 존재 (2) HbA^1C ≥ 6.5% (3) 확실한 당뇨병망막증의 존재
3	과거에 상기 1. 2의 조건과 일치한 적이 있고, 그것이 병력으로 확인이 가능할 경우엔 당뇨병으로 진단하거나, 당뇨병으로 의심하여 대응한다.
4	위의 조건으로, 당뇨병 판정이 곤란한 경우는, 시간을 두고 재검사한다.
5	당뇨병 진단에 있어서는, 당뇨병의 유무 뿐만 아니라, 분류(성원, 대사이상의 정도), 합병증 등에 대해서도 파악하도록 노력한다.

* : 스트레스가 없는 상태에서의 고혈당 확인이 필요하다.
1회와 2회의 검사법이 동일할 필요는 없다. 1회 검사 시 수시혈당치 ≥ 200mg/dL의 방법을 사용했다면, 2회째에는 다른 방법으로 하는 것을 권장한다. 1회검사에서 공복시 126~139mg/dL일 경우에는, 2회 검사는 OGTT로 하는 것을 권장한다.

DKA(diabetic ketoacidosis, 당뇨병성 케토산증)와 HHS(hyperosmolar hyperglycemis state, 고삼투성 고혈당증)의 감별

	DKA	HHS
당뇨병의 병태	인슐린 의존상태	인슐린 비 의존상태
발병전 과거, 유인	인슐린 주사의 중지·감량, 감염증, 스트레스 등 인슐린 저항성의 증대	약제(이뇨제, glucocorticoid, 면역억제제), 고칼로리수액, 탈수, 급성감염증, 간·신장 장해
발병연령	젊은층(30세 이하)가 많다	고령자(60세 이상)가 많다
전구증상	심한 구결, 다음, 다뇨, 체중감소, 심한 권태감, 소화기증상(메스꺼움, 구토, 복통)	특이한 증상은 적다. 권태감, 두통, 소화기증상
현학소견	탈수(+++), 발한, 아세톤 냄새, Kussmaul 대호흡, 혈압저하, 빈맥	탈수(+++) , 아세톤 냄새(–), 순환허탈(++) 신경학적소견(경련, 진전 등)
생화학소견		
Ketotic체	뇨중(+) ~(+++)	뇨중(–) ~ (+)
HCO_3^-	< 10mEq/L	≥ 16mEq/L
pH	< 7.3	7.3 ~ 7.4
Na	< 130mEq/L 인 경우가 많다.	≥ 140 mEq/L
K	4.0mEq/L 전후	≥ 5.0mEq/L도 적지 않다.
Cl	< 94mEq/L 인 경우가 많다.	정상범위가 많다.
BUN/Cr	약간 높음	높은 수치
침투압	정상 ~ 330mOsm	≥ 335mOsm
혈당치	250~1000mg/dL	600~1500mg/dL
감별이 필요한 질환	뇌혈관 장해, 저혈당, 대사성 acidosis, 급성위장염, 간췌장질환, 급성호흡 장해	뇌혈관 장해, 저혈당, 경련을 동반한 질환
주의해야 할 합병증	뇌부종, 저 K 혈증 , 신부전, 급성 감염증, 급성위확장	뇌부종, 동정맥혈전증, 심부전, 신부전, 저혈압, 급성위확장

수술에 관련한 이것저것 ①

기본 수술기구

메스(Mess)

원형

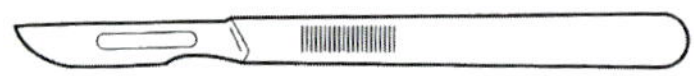

날카로운 형태

가위(scissor)

쿠퍼-직선형

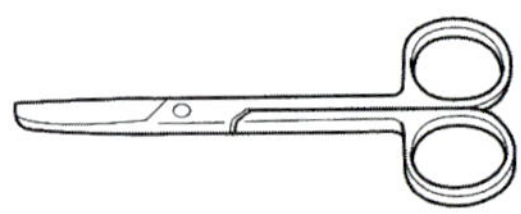

쿠퍼-곡선형

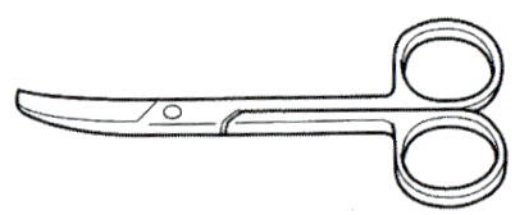

Mayo(heavy scissor)-곡선형

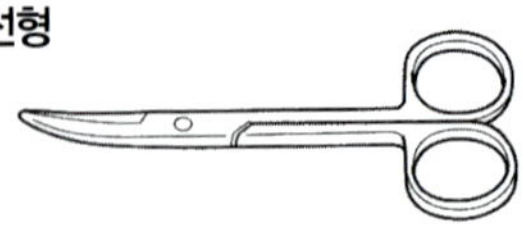

Metzenbaum(dissecting scissor)

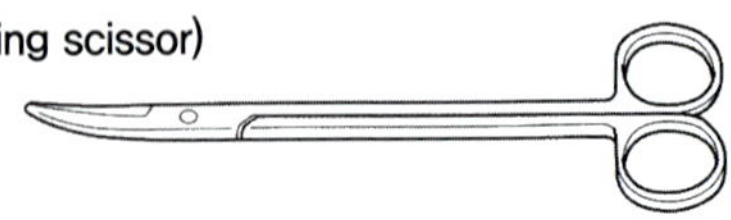

지혈겸자(hemostatic clamp)

Kocher

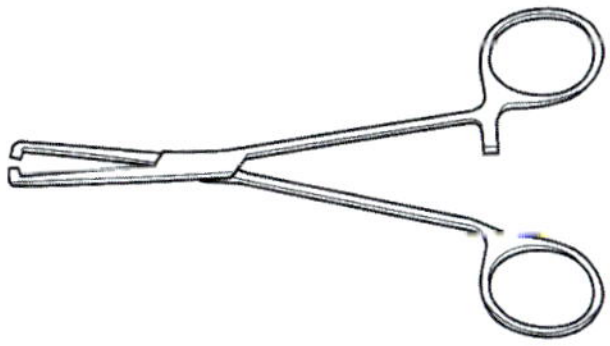

Pean

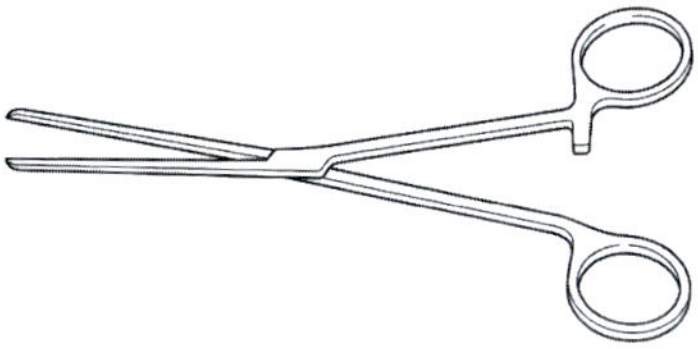

Mosquito

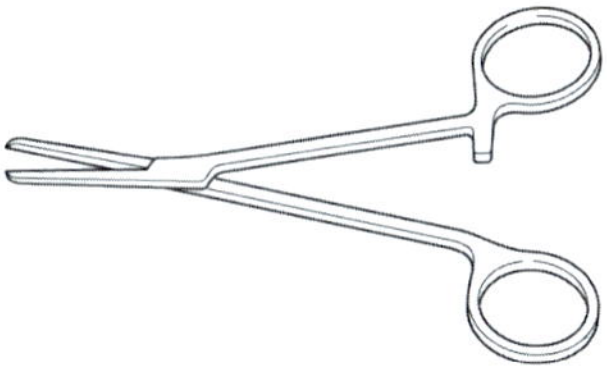

그 외의 집게

Kelly

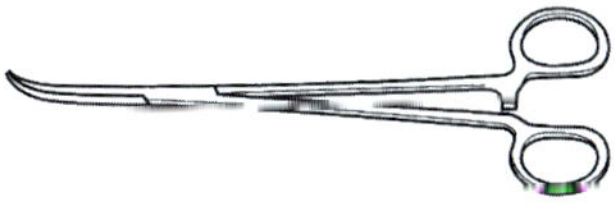

부록

족집게(tweezer, forcep)

갈고리(이가) 있는 집게
[heavy(rat)–toothed
forcep]

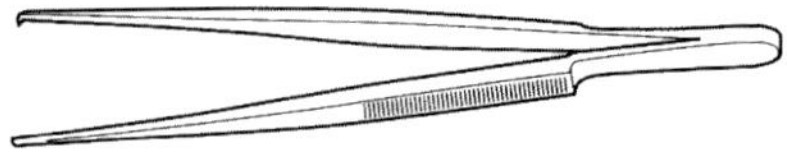

갈고리(이가) 없는 집게
[plain(addison) forcep]

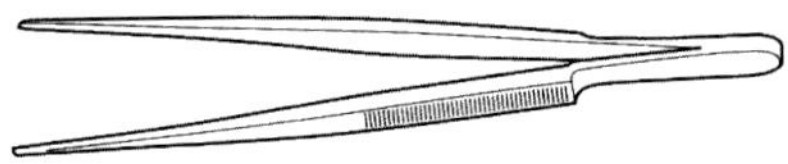

지침기구(dilator)

맛츄

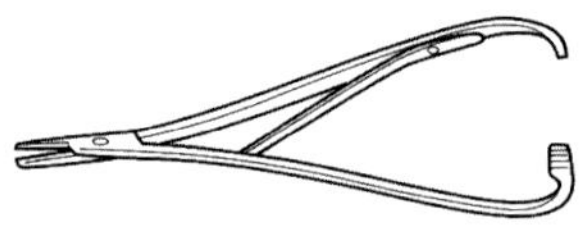

헤가르(hegar)

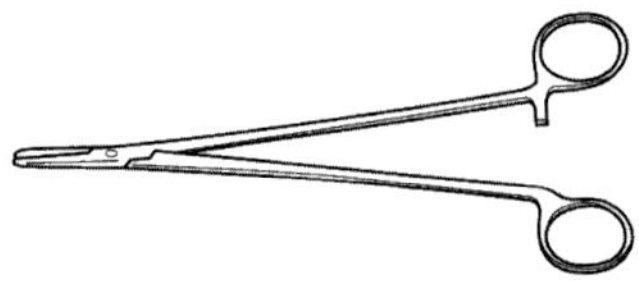

견인기(retractor)

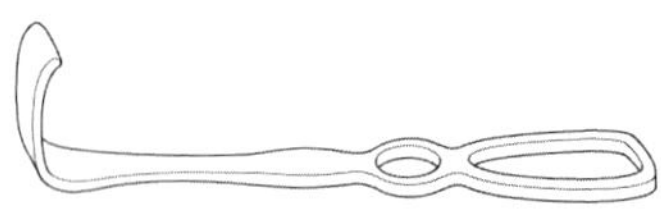

개복기

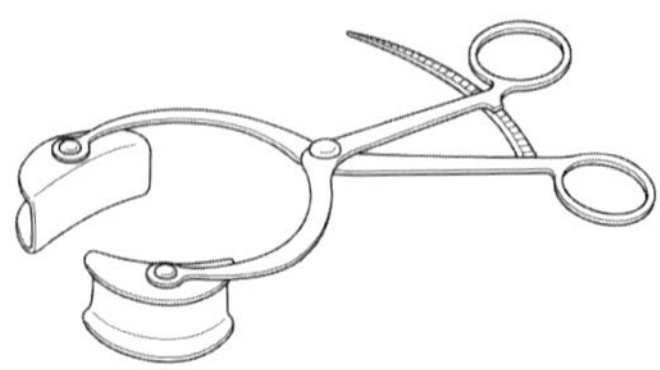

Ribbon(Malleable retractor)

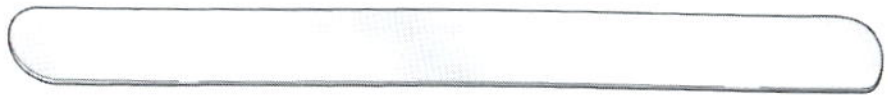

바늘

원형 바늘

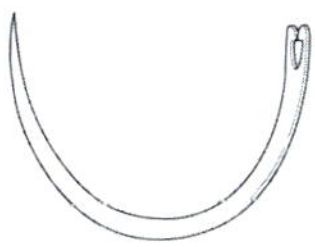

각진 바늘

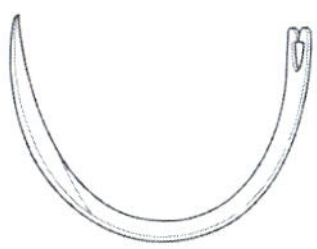

실의 종류

흡수실	Vicryl	1-0 → 2-0 → 3-0 … 숫자가 클수록 가는 실
비흡수실	명주실	
	나이론	

Drape

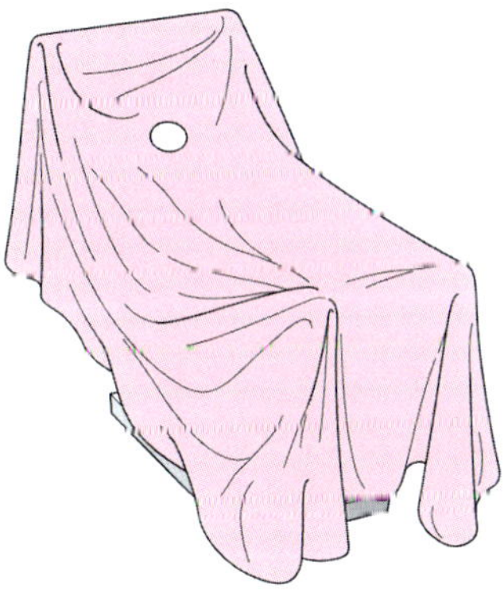

부록

수술에 관련한 이것저것②

수술에 임할 때 주의점

외과를 돌 때에는 다른 여러가지 업무들도 많지만 수술보조(assistant)를 하는 게 주된 업무일 때가 많습니다[파견 과에 따라서는 수술(대개의 경우 간단한 소수술)을 하는 경우도 아주 드물게 있습니다]. 수술에 임할 때 가장 중요한 것은, 청결·불결의 개념입니다.
수술할 부위는 물론, 파란 시트가 깔려져 있는 곳은, 모두 살균되어 있는 청결한 부분입니다. 손을 씻은 후, 살균장갑, 가운착용을 하고 나서야 만질 수 있습니다. 그 때 까지는 불결한 손·몸으로 파란 시트가 깔려있는 곳은 만지지 않도록 합니다(반대로, 장갑을 끼고, 불결한 곳을 만진다면 손 씻는 것부터 다시 합니다).

〈손 씻기〉

이전에는 브러시로 비벼서 씻었지만, 최근에는 하지 않는 경향이다.
브러시로 피부에 상처가 나면, 오히려 불청결한 상태가 된다는 생각도 있기 때문에,

한번 깨끗이 손을 씻은 후에

▼

소독액을 묻히고 건조시킨다.

이러한 과정을 3번 반복한다.
(과나 병원에 따라, 다소 차이가 있다).

← 가장 청결하게 하고 싶은 곳은 ❶

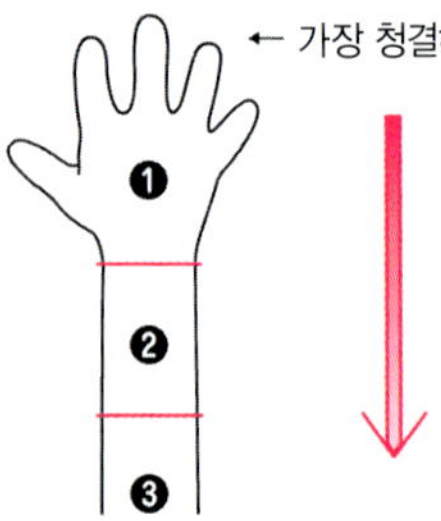

- 손을 씻거나 닦을 때는 ↓ 이 방향으로. 반드시 한방향으로, 왔다 갔다 하지 않는다.
- 물은 낮은 쪽으로 흐르기 때문에, 손을 씻을 때는 손을 아래로 내리지 않는다(더러워진 물이 손가락 끝으로 흐르기 때문에).

〈소독〉

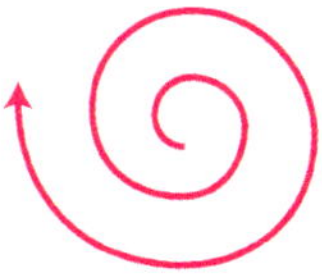

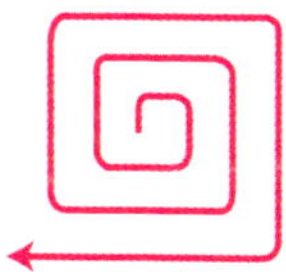

① 수술 할 부위를 중심으로, 원을 그리듯이 소독한다(한방향). 소독솜은 손보다 낮은 위치로 잡는다(손으로 소독액이 흐르지 않도록 하기 위해).

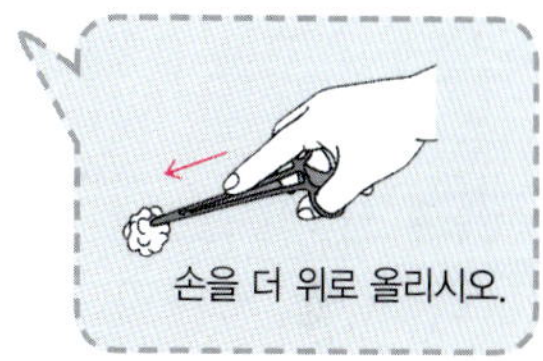

② 1회, 2회 3회마다 점점 범위를 좁힌다.

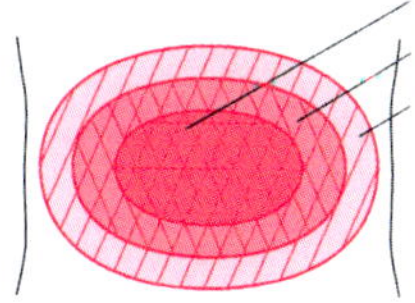

③ Isodine은 건조될 때까지 시간을 두면 살균작용을 발휘한다(약 2분).

〈봉합〉

수련의라도, 수련의 마지막에 봉합을 하게 되는 경우가 많습니다. 구체적인 봉합 하는 방법이나 실 매듭짓기는 윗년차에게 배우면서 요령을 터득하세요.

● 잘 할 수 있는 포인트

① 바늘은 피부와 직각이 되도록 찌르면 힘을 주지 않아도 들어간다.

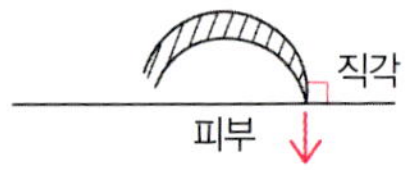

② 바늘은 커브를 따라 넣는다.

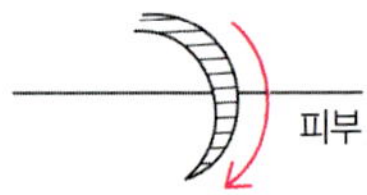

③ 상처를 중심으로 양쪽이 균등하게 봉합한다. 그렇지 않으면 상처가 삐뚤어져 이쁘게 되지 않는다.

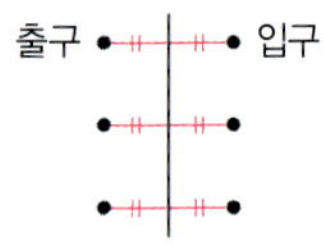

④ 매트리스 봉합
두번째는, 첫번째와 같은 부위의 표층을 건져올린다는 느낌으로

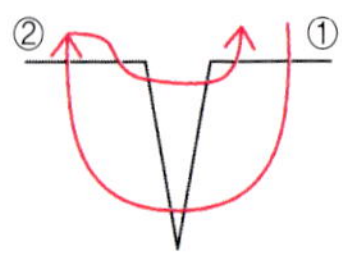

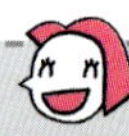

선배로부터의 조언

이 외에, 수련의가 하는 일에는, 흡인·수술 부위가 잘 보이도록 도구로 피부를 당기는 일 등이 있지만, 포인트는 수술하는 사람이 수술하기 쉽도록 시야를 확보하는 것입니다. 때로는 거리가 멀어 수술 부위가 잘 보이지 않는 경우도 있지만, 수술하는 사람의 입장이 되어 생각해 보면, 어떻게 해야 좋은지 알게 됩니다.

수술에 관련한 이것저것 ③

수술후 소독의 요령

- 수술 후에는 환자의 봉합부위(wound)에 대한 소독(dressing)은 거의 필수입니다(물론 최근에는 매몰법으로 피부를 봉합하고 메디폼 같은 상처피복재를 붙여서 상처가 아물 때까지 소독하지 않는 경우도 있습니다).
- 이때 중요한 요령은 우선 소독에 앞서서 환자에게 따뜻한 말 한마디 정도는 건네는게 좋겠습니다('상처 소독하러 왔습니다. 꼼꼼하게 잘해드릴테니 아무 걱정마세요' 등등).
  사실 인턴, 레지던트때 당직때 잠도 못자고 콜 받느라고 밥도 못먹고 이럴때 소독하러 오면 짜증나기도 하죠. 하지만 그렇다고 해서 아무런 말 없이 떡하니 수술부위 열고 소독만 하고 가버린다면 환자에게 좋은 소리 듣기는 어려울 것입니다.
  심한 경우 만약 회진돌때 환자가 주치의 교수에게 인턴, 레지던트가 소독 개판으로 하고 갔다고 얘기할 수도 있죠(그럼 엄청 깨지겠죠... ㅠㅠ 설사 소독을 잘해줬어 이런 경우 난감합니다.)
- 그리고 나서 소독은 앞에서 얘기했듯이 상처를 중심으로 원형을 그리듯이 소독하는 것이 좋겠으며, 한번 소독한 부위로 다시 돌아가지 않는 것이 원칙입니다.

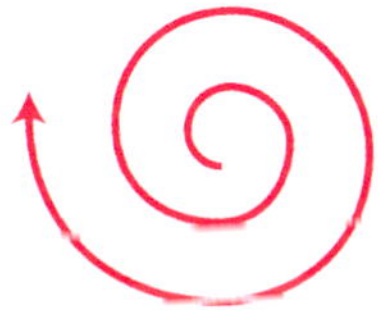

- 혹시 wound가 좋지 않다면, 혼자 해결하려고 끙끙되지 말고 반드시 윗년차에게 notify하여 상의하는게 좋겠네요.
- 마지막으로 소독 후 나오는 노폐물들은 귀찮더라고 치우는 성의라도 보이는게 환자와 간호사들에게 좋은 인상을 줄 수 있겠습니다.

윗년차에게 보고(프리젠테이션)하는 요령

㉠ 병동에서, 입원중인 환자가 돌연 흉통을 호소한다.

[68세, 남성①, 투석도입목적으로 입원중인 ○○씨가, 16시 경부터 돌연 흉통②을 호소하고 있습니다. 바이탈은③의식 레벨 clear, 혈압 178/96mmHg, 심박수는 92회, SpO_2는 room(air)로 96%로 입니다. 발한이 있으며 현재도 흉통은 계속되고 있고, (12유도) 심전도④는 Ⅱ, Ⅲ, aVF로 ST 상승이 확인 되었습니다. Myocor spray 1퍼프④ 후에도 흉통, 심전도의 개선은 보이지 않습니다.
루트 확보, O_2 3L FM(페이스마스크)로 시작, 채혈, 혈가스④ 실행하고 있습니다.]

실제로는, 위와 같은 내용을 한꺼번에 보고하는 경우는 많지 않다. [바이탈은?] [심전도는?] [Myocor spray는 썼어?] [O_2 FM 3L로 시작해, 루트 확보랑 채혈 해 두고, 지금 갈 테니까. 혈액검사 항목은……..] 등으로 보고하는 도중에 윗년차 선생님으로부터 필요한 정보를 질문 받고, 지시를 받는 경우가 많다.

… 이것저것 하고 있는 동안에 윗년차가 달려와준다!

반드시 전해야 하는 내용

① 연령·성별

② 주요증상 (상태)

③ 바이탈은 문제 없는지(의식레벨·혈압·심박수·체온·SpO_2)

④ 실행한 조치, 검사등의 결과

우선 프레젠테이션의 목적을 확실히 한다

→ 본인 스스로 판단·해결 할 수 없는 경우

- 급변시, 조언과 응원이 필요한 경우
- 검사결과의 해석이나, 앞으로 필요한 검사, 조치 등에 대해 어드바이스가 필요한 경우

상기 ①~④번 외에,
목적에 맞는 우선순위를 정해서 전달한다.

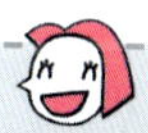

선배로부터의 조언

(보고) (연락) (상담)

- 중요한 것은 필요한 정보가 모아지면, 신속하게 윗년차에게 프레젠테이션 할 것.
  수련의에게는 한계가 있으므로, 혼자 해결하려 하는 것은 위험합니다.
  급변시에는 바로 사람을 부릅니다.
- 다만, 지시만 기다려서는 안됩니다. 스스로 다음으로 필요한 일은 무엇인가, 항상 생각하면서 보고합니다.
  언제나 윗년차가 바로 도와주러 오기에는 한계가 있다.

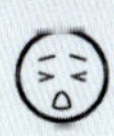

참고문헌

- year note 내과·외과등편, medicmedia, 2006.
- 타츠하라 토오루 저 : 포켓 의약품집, 백문사, 2008.
- 카메오카신고 종합감수, 우메다 요시오, 타키구치 신 편집주간 : 당직의 실전매뉴얼, 남강당, 2005.
- 테라사와슈이치, 시마다코분, 하야시히로유키 저 : 연수의 당직금지법 제 4판 Pitfall과 Essentials, tkafstjwja, 미와서점, 2007.
- 사누키미치요시 저 : 마취과연수 체크노트 개정 제 2판, 양토사, 2007.
- American Heart Association 저 : ACLS Provider 매뉴얼 AHA 가이드라인 2005 준거, 시너지, 2008.
- 마츠오노부타케 감수, 이가라시 타카시, 다카하시 타카오 편집 : New bed side note 소아과 제 2판, 남산당, 2006.
- 타카쿠후미마로, 오가타에츠로, 쿠로카와 키요시, 야자키요시오 감수 : 신임상내과학 제8판, 의학서원, 2002.
- 이와다켄타로, 미야이리 이사오 저 : 항균약에 대한 생각, 사용 법 ver. 2, 중외의학사, 2006.
- 와다요시오, 타케나가카즈코 저 : 수액을 배우는 사람을 위하여 제 3판, 의학서원, 2008.
- 아오키 마코토 : 레지던트를 위한 감염증진단 매뉴얼 제 2판, 의학서원, 2008.
- 후루카와케이이치 감수, 니시하라슈우조 저 : 그곳이 알고 싶다! 감염증 두쪽내기!, 미와서점, 2006.
- 무라카와유우지, 야마시타타케시 번역 : ECG북 제 2판 심전도 센스를 몸에 익히자, MEDSi, 2004.
- 임상연수 practice, vol2, No 4, 7(2005년 4월호, 7월호)
- 임상연수 practice, vol3, No 8, 9, 12(2006년 8월호, 9월호, 12월호)
- 임상연수 practice vol4, No 5(2007년 5월호)

임상에서 자주 사용하는 용어

과별	영어	한글
신경	apoplexy	뇌졸중
	subarachnoid hemorrhage	지주막하출혈
	cerebral infarction	뇌경색증
	lumbar puncture	요추천자
순환기	infectious endocarditis	감염성 심내막염
	ischemic heart disease	허혈성 심질환
	akinesis	운동불능
	asynergy	협동운동불능
	attack	발작
	electrocardiogram	심전도
	Acute myocardial infarction	급성심근경색증
	hypertension	고혈압
	atrial fibrillation	심방세동
	cardioplegy	심정지
	embolic	색전
	old myocardial infarction	진구성 심근경색증
	chronic heart failure	만성심부전
	aortic dissection	대동맥박리
	tachycardia	빈맥
	hypokinesis	운동기능감소증
	pulmonary embolism	폐색전증
	fibrillation	심방세동
	bradycardia	서맥
	unstable angina	불안정형협심증
	echocardiography	심상조음파

과별	영어	한글
호흡기	interstitial pneumonia	간질폐렴
	bronchial asthma	기관지천식
	atelectasis	무기폐
	spontaneous pneumothorax	자연기흉
	dyspnea	호흡곤란
	Tuberculosis	결핵
	hyperventilation	과환기증후군
	pulmonary fibrosis	폐섬유증
	bronchoscopy	기관지내시경검사
소화기	appendicitis	충수염
	Gastrointestinal Endoscopy	소화기내시경검사
	glycerine enema	글리세린관장
	colonoscopy	대장내시경검사
	digital rectal examination	직장 수지검사
	stoma	인공항문
	defence	방어
	perforation	천공
	bowel sound	장음
	puncture	천자
	hemorrhoid	치질
	rupture	파열
산부인과	ectopic pregnancy	자궁외임신
	cesarean section	제왕절개술
내분비내과	hyperlipidemia	고지혈증
	hyperuricacidemia	고요산혈증
	diabete mellitus	당뇨병
이비인후과	epiglottis	후두개
정신과	schizophrenia	정신분열병
	depression	우울증
소아과	invagination	함입

과별	영어	한글
기타	intramuscular injection	근육내주사
	phleboclysis	정맥주사
	anamnesis	기억, 과거력
	abscess	농양
	angiography	혈관조영술
	subcutaneous injection	피하주사
	enhance	조영
	nasal cannula	코삽입관
	face mask	얼굴마스크
	conference	집담회
	gauge	측정기, 계기
	chemotherapy	화학요법
	conservative	보존
	suction	흡인
	stool	대변
	suppository	좌약
	decubitus	욕창
	tapering	점점 적어지는
	drip infusion	점적주입
	necrosis	괴사
	physical examination	진찰, 신체검사
	premedication	수순전투약
	hematoma	혈종
	mammary	유방
	morphine	모르핀
	vagovagal reflex	미주신경반사

이 글을 마치며

[~씨 수액이 끝났는데요, 다음은 어떻게 할까요?] [~씨가 잠을 못 자는데 처방해 주세요]
[~에 대해 조치 해 주세요] 수련이 시작되어 병동에 배치되고 나서, 병원안에 PHS가 울리면 불안에 떨었던 일을 아직도 기억하고 있습니다.
입원수속 방법, 지시 내리는 법, 진료기록지 작성법 등, 의료현장에서는 여러가지 정해진 법칙이 있습니다. 또, 치료나 처치는 실제 해보지 않으면, 알 수 없는 것들이 많습니다. 의학부 6년간 배웠던 의학적 지식만으로 치료하는 것은 불가능합니다. 처음에는, 어떠한 것이든 스스로 판단하지말고 윗년차에게 배우는 것이 중요합니다. 그리고 일상진료를 하면서 규칙이나 조치등을 기억하고 배워야 합니다.
이 책에는 수련의가 진료업무를 하면서 기억해 두면 좋은 기본적인 것들을 기록하였습니다 배웠는데 잊어버리거나, 확인이 필요할 때, 주머니에서 살짝 꺼내서 사용하면서 수련의 생활에 도움이 된다면 기쁠 것입니다.
마지막으로, 이 책을 집필 할 수 있도록 기회를 주신 마사오카 선생님, 그리고 지도해 주신 이시다 선생님, 요시카와 선생님, 정말로 감사드립니다.

아오노쇼우코

처음 수련의로써 병동에 갔었던 4월, [선생님, 이 환자 지시 어떻게 할까요?] [환자가 구토하고 있어요!] 등등, 지금이라면 그 정도는 당황 할 일도 아닌데, 그 당시에는 많이 당황하고 초조해 했던 일이 기억이 납니다. [이걸로 괜찮을 거 같은데……] 라고 자신 없는 지시를 내리자, 간호사가 [정말 이걸로 괜찮겠어요? 항상 ~ 이렇게 하고 있는데….] 라는 말을 들었던 적도…. 다른 선생님은 쉽게 사용하는 약도, [혹시, 이 환자에게는 사용하면 안되는거 아닌가?] 라며 불안해 하고, 지금은 매일 사용하고 있는 약이지만 그 당시에는 약 처방하는 것도 두렵기만 했습니다.
그럴 때, [우선 지금 어떻게 하면 좋은가?] [절대 해서는 안되는 것은 무엇인가?] 라는 의문에 바로 답을 줄 수 있는 책이 왜 없을까라고 생각했었습니다. 그런 생각이 계기가 되어 지금의 책을 완성하게 되었습니다.
이 책이, 조금이라도 초기 수련의 선생님들에게 도움이 될 수 있다면, 이보다 더 기쁜 일은 없을 것 같습니다.
마지막으로, 마사오카 선생님, 메디칼뷰사의 이시다 씨, 공동집필자 세분에게도, 마음으로부터 깊은 감사를 전합니다.

아키타 마모루

이 책을 만들자고 얘기 하면서 가장 먼저 생각했던 것은 [좀 더 손쉽고 간단하게] 였습니다. 시중에 수련의를 위한 많은 책이 나와있지만, 왠지 가까이 하기 힘들고 가격도 비쌉니다. 그런 점을 해소하기 위해, 가능한 한 간단하게, 그리고 바로 실천 가능하도록, 구체적인 예를 많이 넣으려고 했습니다. 그 외에 중점을 둔 점은, 하얀 가운 주머니속에 들어가는 사이즈 일 것!.
약에 관한 책을 비롯해, 여러가지를 가지고 다녀야 하는 수련의에게, 역시 크기는 매우 중요한 요소라고 생각합니다. 그러한 부분을 만족시키기 위해, 시행착오도 많았습니다.
[이거 너무 간단하잖아] 라던가, [이 부분이 좀 부족해] 등, 여러 의견이 있을거라 생각합니다. 하지만, 처음의 컨셉을 유지하기 위해서, 요점을 정리하고, 매우 간결하게 편집했습니다.
독자 여러분 스스로 부족한 부분, 새로운 부분을 이 책에 추가하여 자신만의 연수생활 필수아이템으로 만들어 보는건 어떨까요.
마지막으로, 마사오카 선생님, 협력해 주신 편집자 여러분들, 많은 조언과 이 책을 출판하게 도와주신 여러분들께 진심으로 감사드립니다.

이케타 진

이 책을 만들어 보자는 얘기가 나왔던 건, 수련의 1년째 여름이였습니다. 마사오카 선생님이 주최한 회식자리에 동급생들이 모여, 요근래 불안과 의문점에 대해서 이야기 하던 중에, 수련의 초기에 필요로 하는 정보는 모두 비슷하다는 것을 알게되었습니다. 그래서, 하얀 가운 주머니에 항상 가지고 다니며, 시간이 부족한 수련의 생활속에서도 책 한권에 구체적인 정보가 담겨있어 펼쳐보면 바로 답을 얻을 수 있는 그런 책이 필요해! 없으니까 만들어 보자! (게다가 수련의 월급으로도 손쉽게 살 수 있는 가격이 좋겠어) 이러한 의견으로 시작해 책을 만들게 되었던 것입니다. 마사오카 선생님, 메디칼 뷰사 이시다씨, 우리들의 불평, 불만을 들어주신 요시카와 씨 덕분에 2년이란 시간을 투자해 우리들이 메모장과 같은 책이 완성되었습니다. 저희들을 키워 주신 일대이타바시병원 선생님들, 이 책을 보시고, "2년동안 대체 뭘 공부한거야, 아직 멀었네 아직" 이라고 생각 하실지도 모르겠습니다. 아직 미수한 저희들 앞으로도 많은 지도 편달 부탁드립니다.
마지막으로, 마사오카선생님 메디칼뷰사 이시다 씨, 공동집필자 세분에게도 마음으로부터 깊은 감사를 전합니다.

수데야마마사코

인턴과 레지던트를 위한

병원에서 살아남는 법

Handbook of Anything You Need in Clinical Study and Training

인 쇄 : 2014년 8월 5일
발 행 : 2014년 8월 15일

저 자 : Naoki Masaoka
역 자 : 아주대학교 의과대학 가정의학교실
발행인 : 김 용 덕
발행처 : 메디안 북
편 집 : 최 수 정
등 록 : 제 25100-2010-51호
주 소 : 서울시 마포구 도화동 삼창B/D 1101호
전 화 : 02-732-4981
팩 스 : 02-711-4981
홈페이지 : www.mcbooks.co.kr

ISBN : 978-89-93340-32-7 93510

정 가 : 23,000원

RINSHO KENSHU WATASHITACHI NO NANDEMO TECHO
(Handbook of Anything you Need in Clinical Study and Training)
Supervised by MASAOKA Naoki